F✚BROMIALGIA

Saúde & Gastronomia

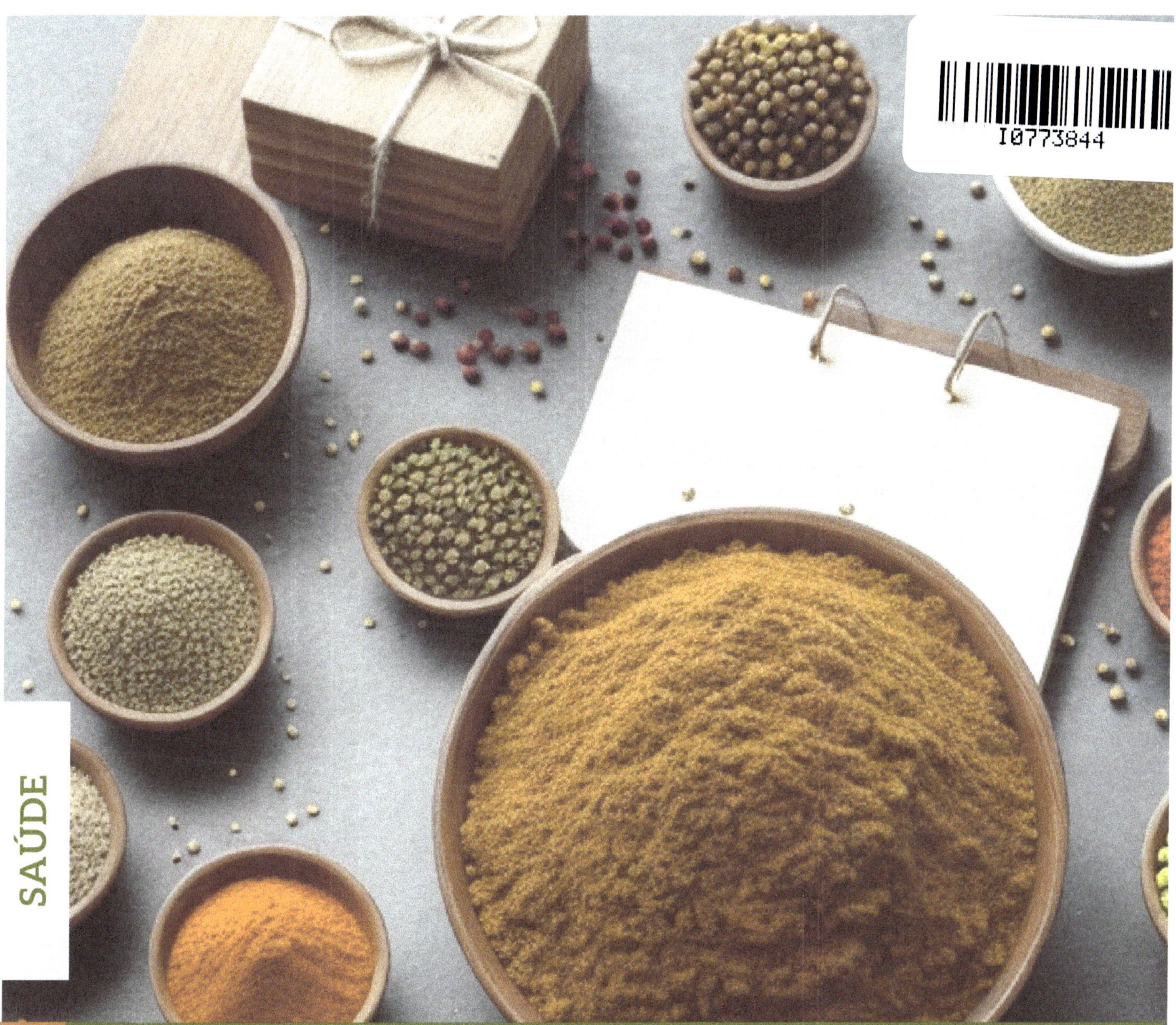

SAÚDE

ALTHEN AGENCY

Entenda oque é

FIBROMIALGIA

Desvendando a dor que te acompanha

Como a

DIETA

Pode ser seu melhor auxilio

As melhores

RECEITAS

São 30 Receitas Deliciosas para seu Dia-a-Dia !

SUMÁRIO

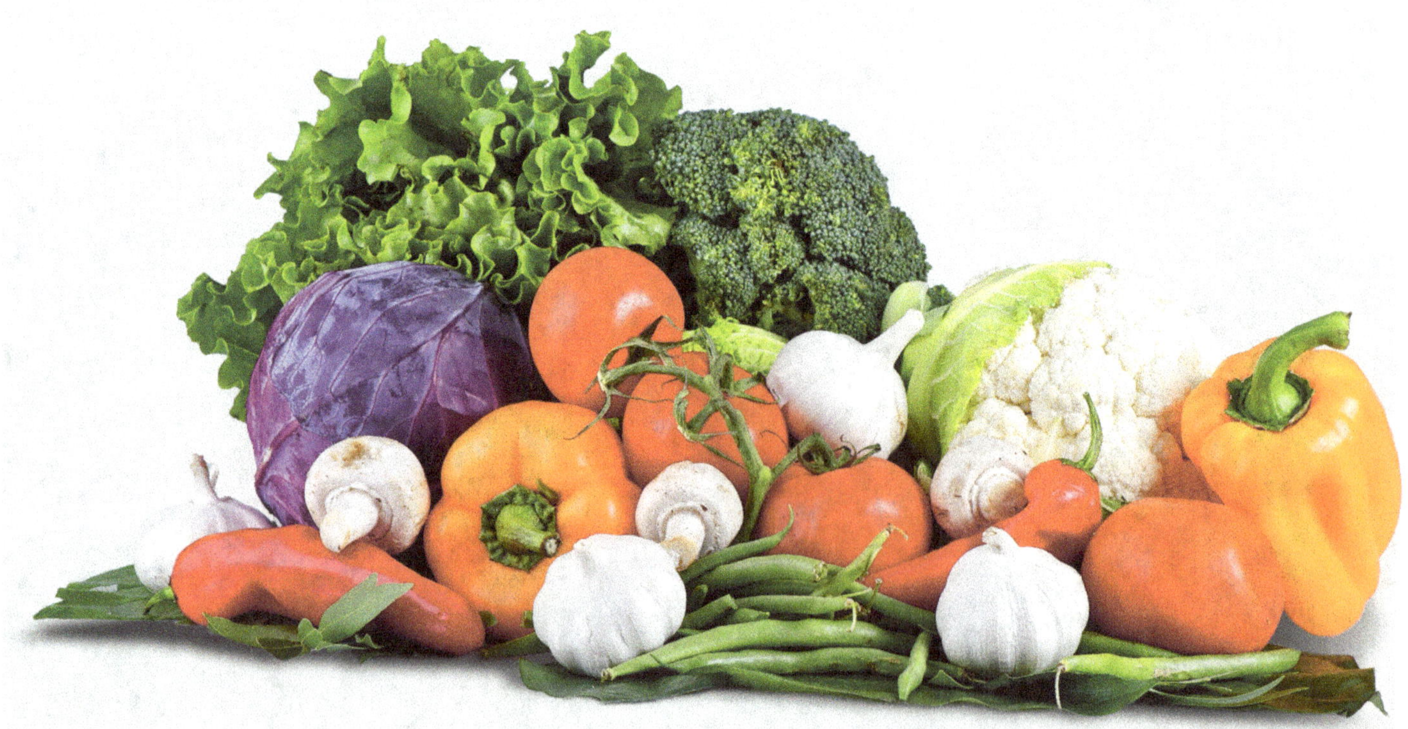

AGRADECIMENTOS

Do fundo do meu coração,
Gostaria de agradecer a todos que, de alguma forma, contribuíram para a criação deste ebook.
Primeiro, aos meus pais, por seu amor incondicional e apoio constante. Vocês são a minha maior inspiração.
Segundo, aos meus amigos, por acreditarem em mim e me incentivarem a seguir meus sonhos. Vocês são a minha maior força.
Terceiro, aos meus mentores, por compartilharem seus conhecimentos e me guiarem na jornada da vida. Vocês são a minha maior luz.
Quarto, aos meus colegas, por sua colaboração e por tornarem o trabalho em equipe uma experiência tão gratificante. Vocês são a minha maior alegria.
Quinto, aos meus leitores, por sua confiança e por me darem a oportunidade de compartilhar minhas ideias com o mundo. Vocês são a minha maior motivação.
Sem vocês, este ebook não seria possível.
Obrigado por tudo!
Com amor e gratidão,
Althen Agency

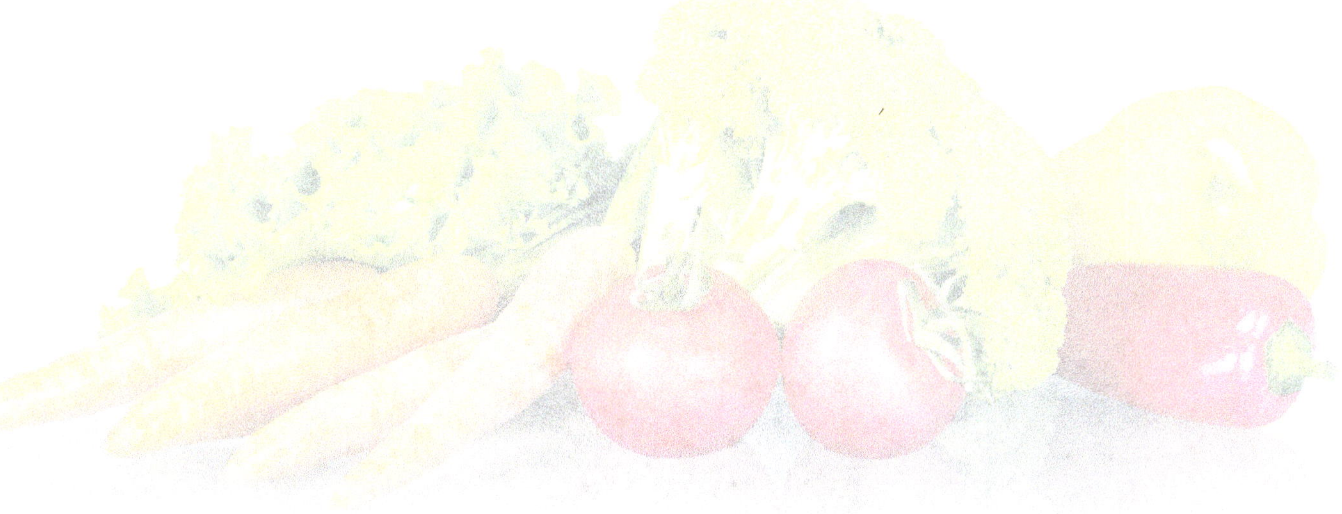

Fibromialgia

Desvendando a Dor que te Acompanha

Cansada de se sentir presa em um corpo que dói? A fibromialgia pode ser a resposta para a sua saga de fadiga, sono não reparador e outros sintomas que teimam em te acompanhar.

Mas não desanime! Este guia descomplicado te leva por uma jornada para entender a fibromialgia:

O que é? Uma síndrome de dor crônica que se instala no corpo todo, acompanhada de fadiga, sono ruim e muito mais.

Quem ela afeta? Mais mulheres do que homens, geralmente entre 20 e 50 anos.

Quais os sintomas?

- Dor generalizada e persistente, principalmente nos músculos e articulações.
- Fadiga crônica e cansaço excessivo.
- Sono não reparador, com despertares frequentes e sensação de cansaço ao acordar.

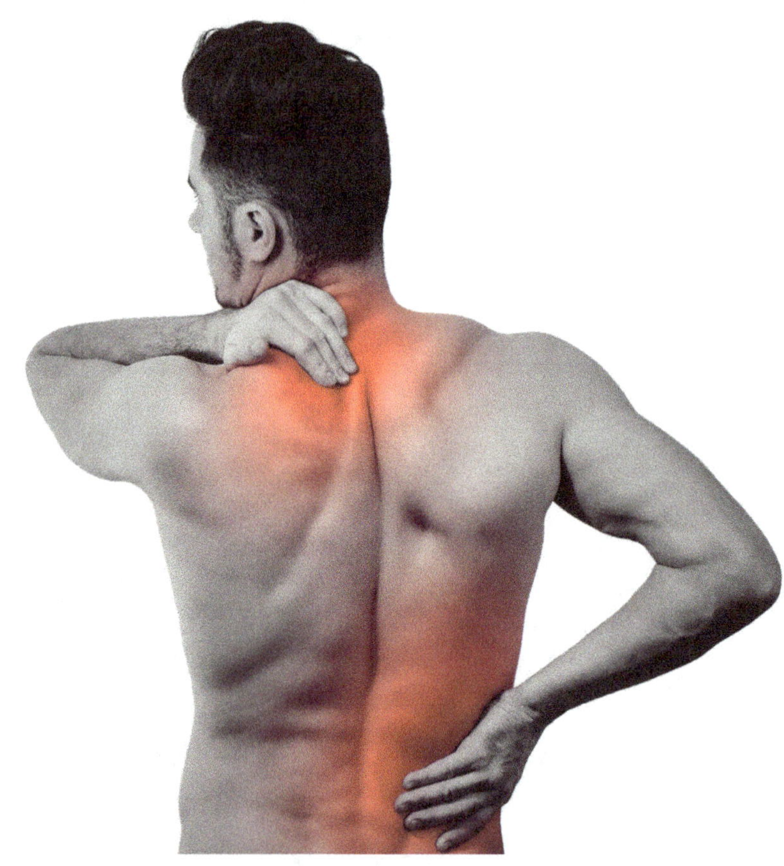

Fibromialgia

Desvendando a Dor que te Acompanha

- Rigidez matinal e dificuldade de movimentar-se.
- Alterações de memória e concentração ("fibrofog").
- Dor de cabeça, enxaqueca e sensibilidade à luz e ao som.
- Problemas digestivos, como constipação ou diarreia.
- Sensação de dormência, formigamento e queimação nas mãos e nos pés.
- Depressão e ansiedade.

De onde ela vem? A causa exata ainda é um mistério, mas acredita-se que seja uma combinação de fatores genéticos, neurológicos e imunológicos. *Como saber se é fibromialgia?* O diagnóstico é feito por um médico, que vai analisar seus sintomas, histórico médico e exames para descartar outras doenças.

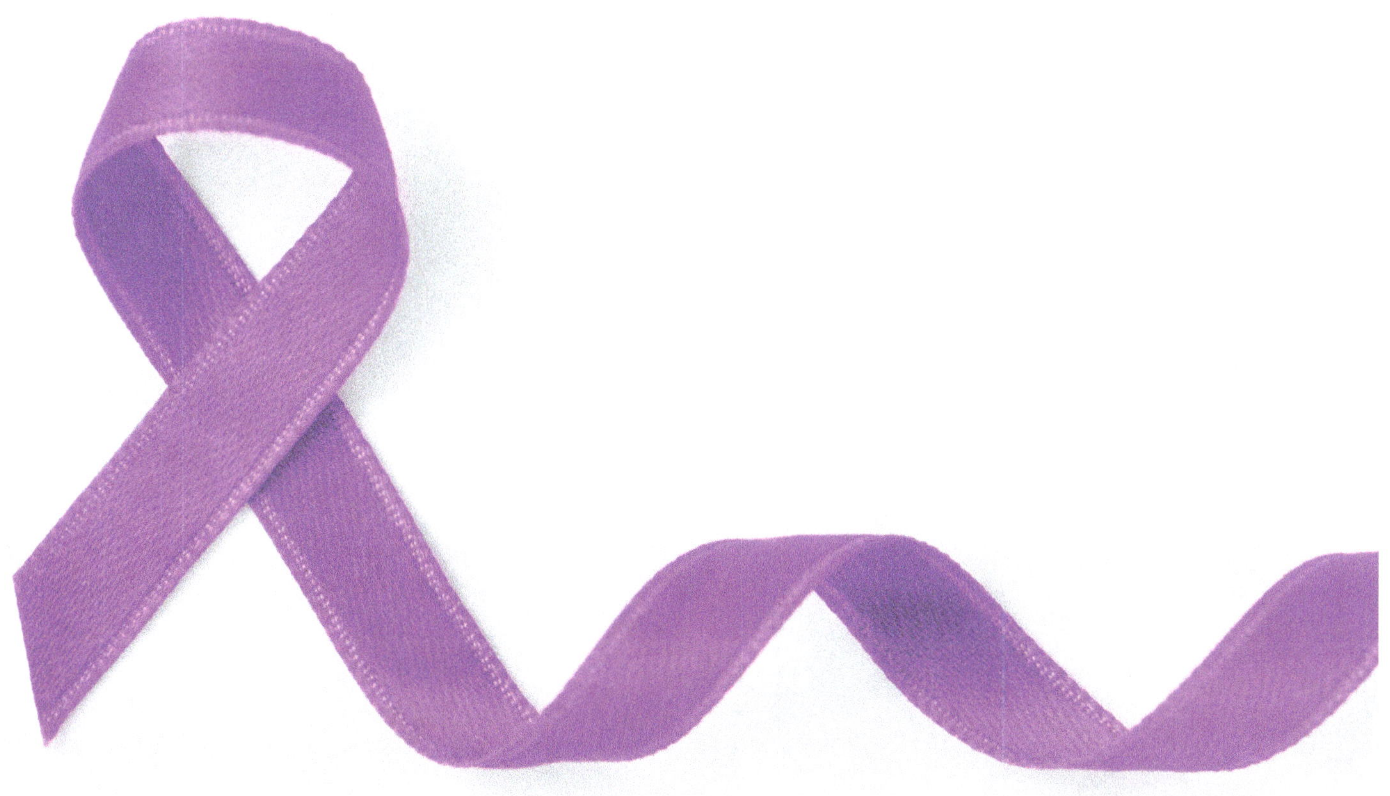

Fibromialgia

Desvendando a Dor que te Acompanha

E agora? O tratamento é individualizado e visa aliviar os sintomas e melhorar sua qualidade de vida. Algumas opções incluem:

- Medicamentos: analgésicos, antidepressivos, anticonvulsivantes e medicamentos para o sono. Porém te causará dependência.
- Fisioterapia: exercícios específicos para fortalecer músculos e melhorar a flexibilidade.
- Terapia ocupacional: adaptação de atividades diárias para reduzir a dor e a fadiga.
- Terapia cognitivo-comportamental: técnicas para lidar com a dor e melhorar o humor.
- Acupuntura: técnica milenar que utiliza agulhas finas para estimular pontos específicos do corpo.
- Grupos de apoio: compartilhamento de experiências e informações com outras pessoas com fibromialgia.

Dieta

Sua Melhor aliada junto com as técnicas e Exercícios Físicos.

Uma dieta saudável e equilibrada pode ser uma aliada importante no tratamento da fibromialgia, ajudando a:

Reduzir a dor e a inflamação:

- Consumir alimentos ricos em anti-inflamatórios naturais, como frutas, vegetais, peixes gordurosos (salmão, sardinha, atum), azeite de oliva e oleaginosas (castanhas, nozes, amêndoas).
- Evitar alimentos processados, industrializados, ricos em gorduras saturadas e trans, açúcares e conservantes.

Melhorar a qualidade do sono:

- Evitar estimulantes como café, chá preto e bebidas energéticas à noite.
- Consumir alimentos ricos em triptofano, precursor da serotonina, que regula o sono, como banana, leite, mel e aveia.
- Estabelecer horários regulares para dormir e acordar.

Dieta

Sua Melhor aliada junto com as técnicas e Exercícios Físicos.

Aumentar a energia e reduzir a fadiga:

- Fazer pequenas refeições frequentes ao longo do dia para manter os níveis de energia estáveis.
- Consumir alimentos ricos em vitaminas do complexo B, importantes para o metabolismo energético, como carne vermelha, aves, peixes, ovos, legumes verdes e cereais integrais.
- Beber bastante água para manter o corpo hidratado.

Melhorar o humor e a função cognitiva:

- Consumir alimentos ricos em vitaminas e minerais, como frutas, vegetais, legumes e grãos integrais.
- Praticar atividade física regularmente.
- Manter um sono regular e de qualidade.

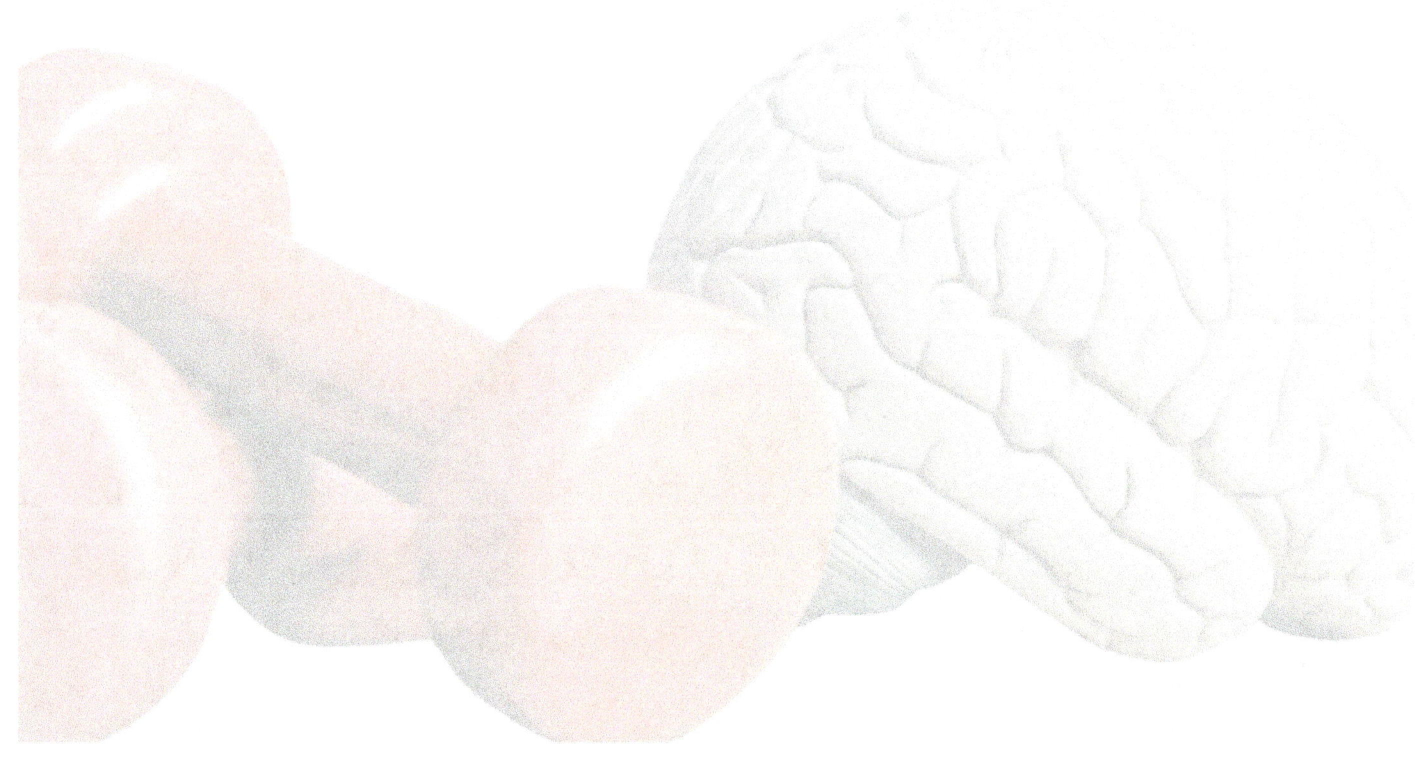

Dieta

Sua Melhor aliada junto com as técnicas e Exercícios Físicos.

Outras dicas:

- Evitar alimentos que podem desencadear ou piorar os sintomas da fibromialgia: Glúten, laticínios, adoçantes artificiais, glutamato monossódico (MSG) e bebidas alcoólicas.
- Manter um registro alimentar: Anotar os alimentos que você consome e como você se sente depois de consumi-los pode ajudar a identificar possíveis gatilhos dos sintomas.
- Procurar orientação profissional: Um nutricionista pode te ajudar a elaborar um plano alimentar individualizado, levando em consideração suas necessidades e restrições alimentares.

Lembre-se:

A dieta não é uma cura para a fibromialgia, mas pode ser uma ferramenta útil para o manejo dos sintomas e a melhora da qualidade de vida.

Importante:

As informações acima não substituem a consulta com um médico ou nutricionista.

Dieta

....

Sua Melhor aliada junto com as técnicas e Exercícios Físicos.

Dicas para te ajudar:

- Pratique exercícios físicos regularmente, de acordo com sua capacidade.
- Mantenha um sono regular e de qualidade.
- Adote uma alimentação saudável e equilibrada.
- Controle o estresse e a ansiedade.
- Procure acompanhamento médico regular.

Lembre-se: a fibromialgia é uma doença crônica, mas com tratamento adequado você pode controlar os sintomas e viver com mais qualidade.

Este guia é apenas o começo da sua jornada. Busque ajuda médica especializada e encontre o caminho para uma vida mais leve e livre da dor. Juntas, vamos superar a fibromialgia!

Observações importantes:

- Este texto não substitui a consulta médica.
- As informações aqui presentes são apenas para fins informativos.
- Sempre consulte um profissional de saúde para obter um diagnóstico e tratamento adequados

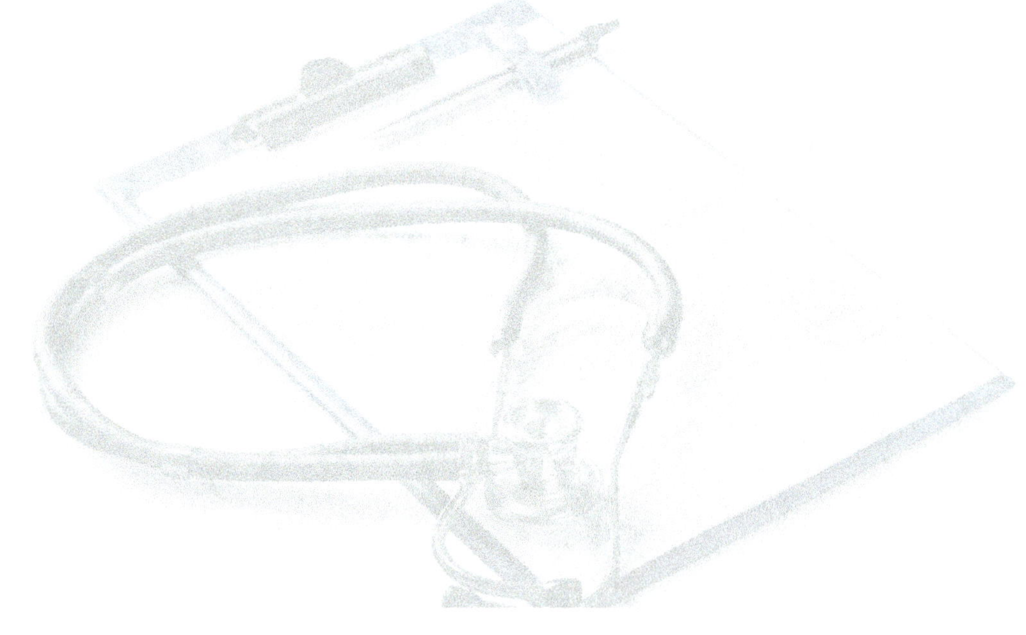

RECEITAS

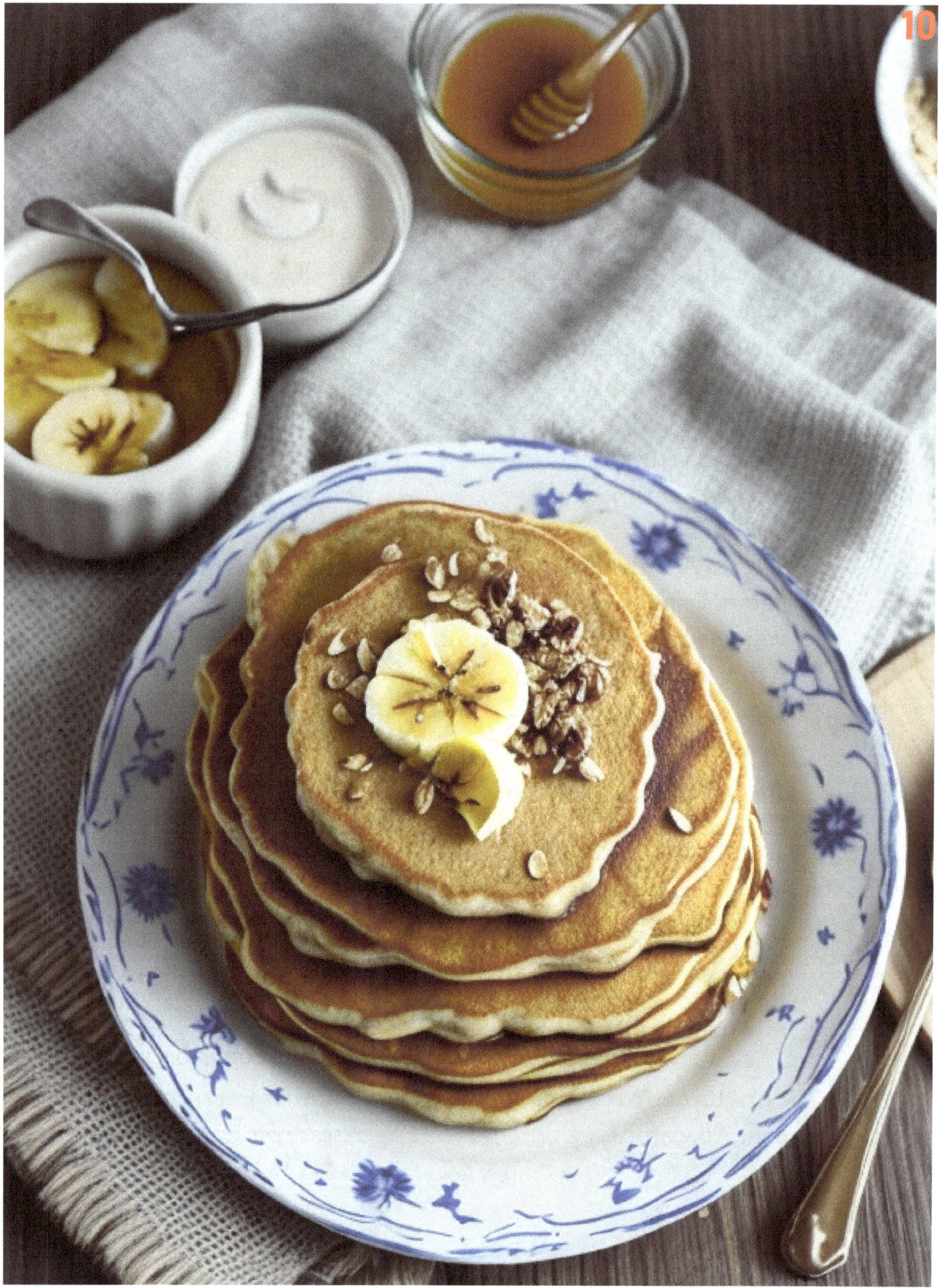

Ingredientes:

- 1 xícara de farinha de aveia em flocos finos
- 1 ovo
- 1 banana madura amassada
- 1/2 xícara de leite vegetal (amêndoa, coco, soja, etc.)
- 1 colher de sopa de mel
- 1/2 colher de chá de canela em pó
- 1 pitada de sal
- Óleo de coco ou manteiga para untar a frigideira (opcional)
- Frutas frescas e mel para servir (opcional)

Modo de Preparo:

1. Em um tigela grande, misture a farinha de aveia, o ovo, a banana amassada, o leite vegetal, o mel, a canela em pó e o sal até formar uma massa homogênea e sem grumos. Se a massa estiver muito grossa, adicione mais leite vegetal aos poucos até obter a consistência desejada.

2. Aqueça uma frigideira antiaderente em fogo médio. Se desejar, unte a frigideira com um pouco de óleo de coco ou manteiga.

3. Com uma concha ou com uma colher, pegue uma quantidade adequada de massa e despeje-a na frigideira, formando panquecas redondas de tamanho uniforme.

4. Cozinhe as panquecas por cerca de 2 minutos de cada lado, ou até dourarem levemente. Vire as panquecas com cuidado para não rasgá-las.

5. Repita os passos 3 e 4 com o restante da massa.

6. Sirva as panquecas quentes com suas frutas frescas favoritas e mel a gosto.

Dicas:

- Para panquecas mais fofas, deixe a massa descansar por 5 minutos antes de cozinhá-las.
- Se você não tiver leite vegetal em casa, pode usar leite de vaca.
- Para um sabor mais intenso de banana, use bananas bem maduras.
- Você pode adicionar outros ingredientes à massa da panqueca, como nozes picadas, chips de chocolate ou passas.
- As panquecas de aveia com banana e mel podem ser armazenadas na geladeira por até 3 dias. Para reaquecê-las, coloque-as no forno ou no micro-ondas até ficarem quentes.

Tempo de preparo: 15 minutos

Rendimento: 4 a 6 panquecas

Informação Nutricional (por panqueca):

- Calorias: 150
- Carboidratos: 25g
- Proteínas: 5g
- Gorduras: 5g

Experimente esta receita deliciosa e nutritiva para um café da manhã ou lanche saudável!

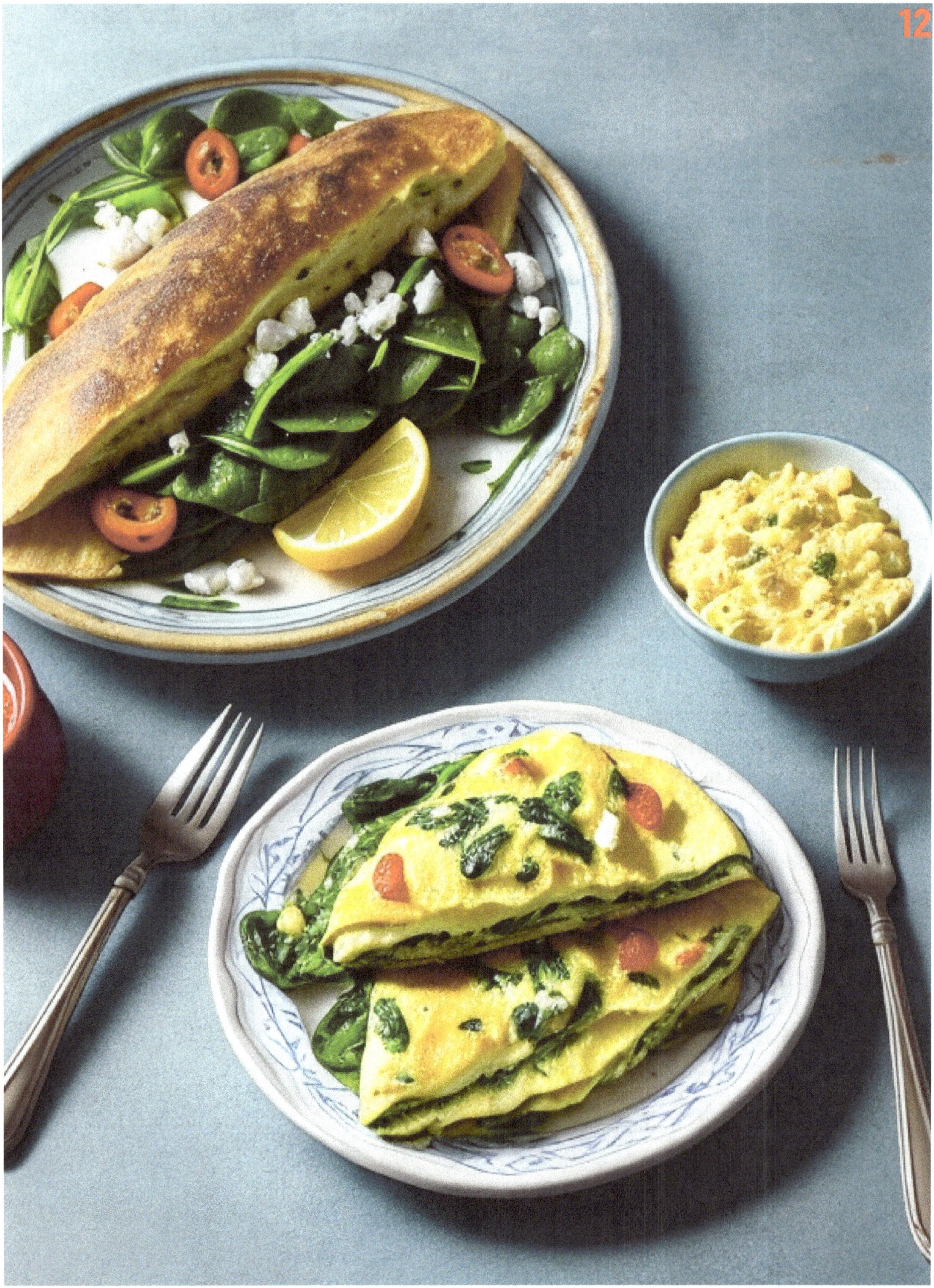

OMELETE COM ESPINAFRE E QUEIJO FETA: UM SABOROSO ENCONTRO ENTRE LEVEZA E SACIEDADE

Ingredientes:

- 2 ovos grandes
- 1/2 xícara de espinafre fresco picado
- 1/4 xícara de queijo feta esfarelado
- 1/4 colher de chá de sal
- 1/8 colher de chá de pimenta do reino moída
- 1 colher de sopa de óleo de coco ou azeite extra virgem

Modo de Preparo:

1. Em um bowl, bata os ovos com um fouet ou garfo até ficarem homogêneos.
2. Adicione o espinafre picado, o queijo feta esfarelado, o sal e a pimenta do reino à mistura de ovos. Misture bem para incorporar os ingredientes.
3. Aqueça uma frigideira antiaderente em fogo médio-baixo. Adicione o óleo de coco ou azeite e espalhe uniformemente pela superfície da frigideira.
4. Despeje a mistura de ovos na frigideira quente. Com uma espátula de silicone, incline e gire a frigideira suavemente para distribuir a mistura uniformemente, formando uma omelete fina e redonda.
5. Cozinhe a omelete por cerca de 2 a 3 minutos, ou até que a parte inferior esteja dourada e firme.
6. Dobre a omelete ao meio com a espátula, deslizando-a para um prato.
7. Sirva a omelete quente com tomate fresco picado e torradas integrais.

Dicas:

- Para uma omelete mais cremosa, adicione 1 colher de sopa de leite ou creme de leite à mistura de ovos.
- Se desejar, você pode adicionar outros ingredientes à omelete, como cogumelos picados, cebola caramelizada ou tomate seco.
- Para uma omelete vegetariana, substitua o queijo feta por queijo de cabra ou tofu esfarelado.
- Você pode dobrar a omelete ao meio ou em terços, dependendo da sua preferência.
- Sirva a omelete com seus acompanhamentos favoritos, como salada verde, iogurte grego ou frutas frescas.

Tempo de Preparo: 10 minutos

Rendimento: 1 omelete

Informação Nutricional (por omelete):

- Calorias: 200
- Carboidratos: 5g
- Proteínas: 15g
- Gorduras: 12g

Experimente esta receita deliciosa e nutritiva para um café da manhã, brunch ou lanche rápido e prático!

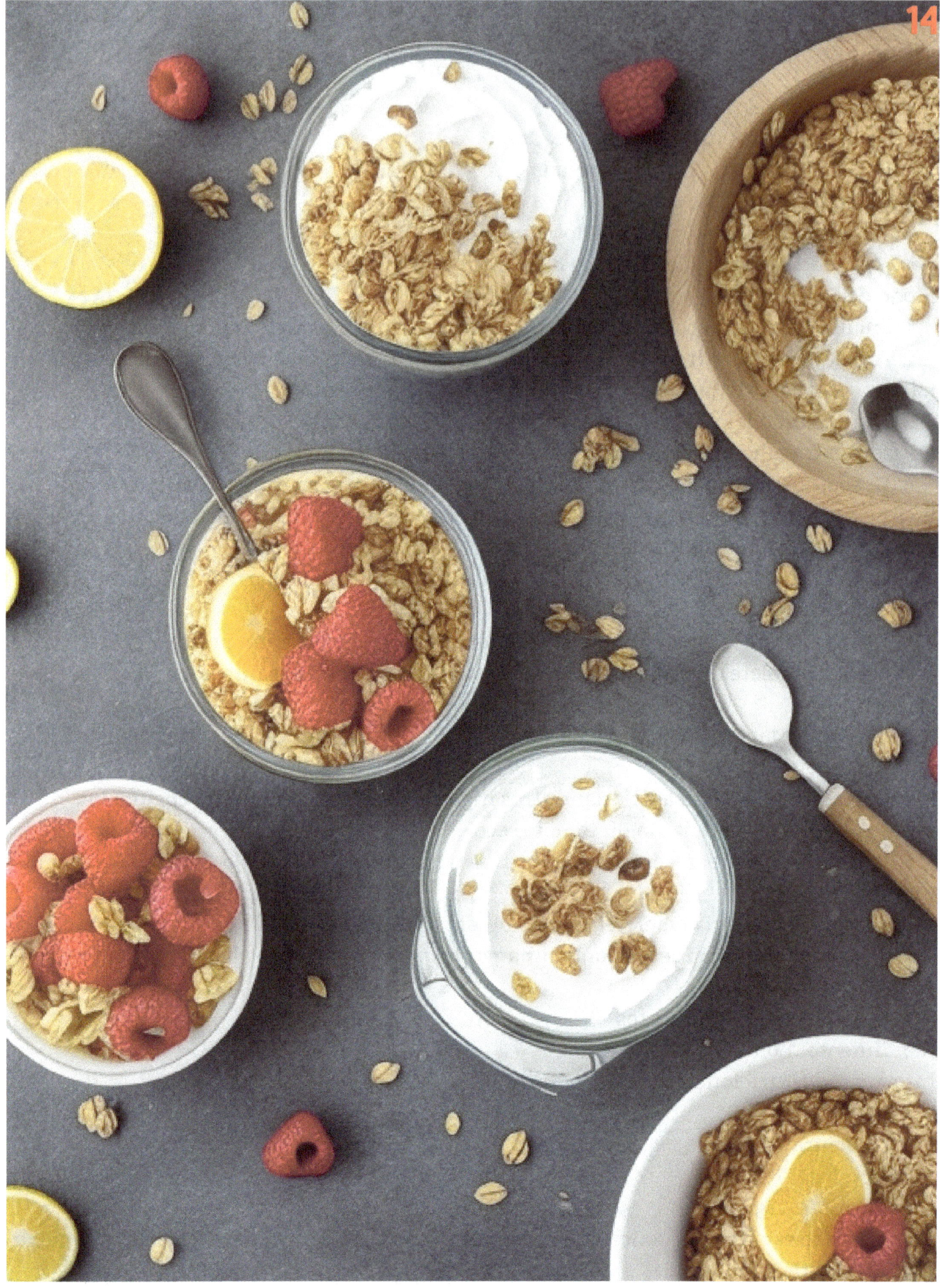

IOGURTE GREGO COM FRUTAS E GRANOLA: UMA COMBINAÇÃO REFRESCANTE E NUTRITIVA

Ingredientes:

- 1 pote (170g) de iogurte grego natural integral
- 1/2 xícara de frutas vermelhas frescas ou congeladas (morangos, framboesas, mirtilos, etc.)
- 1 colher de sopa de granola caseira (com aveia, oleaginosas e sementes)

Modo de Preparo:

1. Em um bowl ou pote individual, coloque o iogurte grego natural.
2. Adicione as frutas vermelhas frescas ou congeladas de sua preferência.
3. Finalize com a granola caseira, espalhando-a sobre o iogurte e as frutas.
4. Misture delicadamente para incorporar os ingredientes.
5. Sirva gelado e desfrute de uma explosão de sabores e texturas!

Dicas:

- Para um sabor mais doce, adicione mel ou agave à granola caseira.
- Você pode substituir as frutas vermelhas por outras frutas de sua preferência, como banana picada, manga em cubos ou kiwi.
- Se desejar, adicione outros ingredientes ao iogurte, como chia, linhaça ou nozes picadas.
- A granola caseira pode ser armazenada em um pote hermético por até 2 semanas.
- Para uma versão mais cremosa, adicione um pouco de leite vegetal ao iogurte grego.

Tempo de Preparo: 5 minutos

Rendimento: 1 porção

Informação Nutricional (por porção):

- Calorias: 250
- Carboidratos: 30g
- Proteínas: 15g
- Gorduras: 10g

Experimente esta receita prática e deliciosa para um café da manhã, lanche ou sobremesa nutritiva e refrescante!

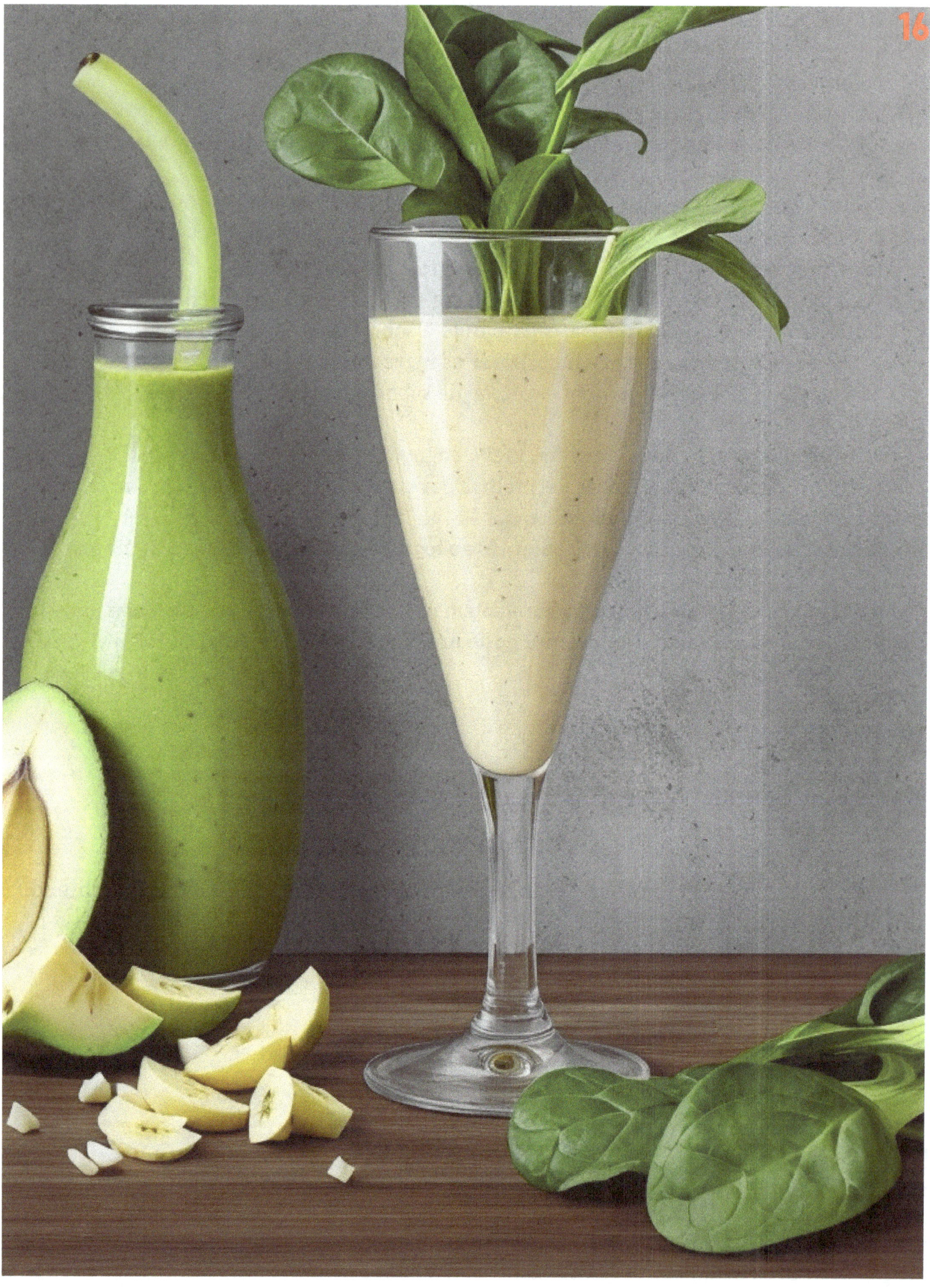

Ingredientes:
- 1 banana madura congelada
- 1/2 abacate maduro
- 1 xícara de leite vegetal (amêndoa, coco, soja, etc.)
- 1/2 xícara de espinafre fresco picado
- 1 colher de chá de chia ou linhaça (opcional)
- 1/2 colher de chá de canela em pó (opcional)

Modo de Preparo:
1. Lave e pique o espinafre fresco.
2. Corte o abacate ao meio, retire o caroço e a casca e corte a polpa em cubos.
3. Em um liquidificador, coloque a banana congelada, o abacate em cubos, o leite vegetal, o espinafre picado, a chia ou linhaça (opcional) e a canela em pó (opcional).
4. Bata todos os ingredientes em velocidade alta até obter uma mistura homogênea e cremosa.
5. Se desejar, adicione mais leite vegetal para ajustar a consistência do smoothie.
6. Sirva gelado imediatamente e desfrute de um verdadeiro elixir verde para energizar o seu dia!

Dicas:
- Para um smoothie mais doce, use uma banana mais madura.
- Se você não tiver leite vegetal em casa, pode usar leite de vaca.
- Você pode substituir o espinafre por outras folhas verdes, como couve, rúcula ou agrião.
- Para um smoothie mais nutritivo, adicione outros ingredientes, como frutas vermelhas, iogurte grego ou proteína em pó.
- O smoothie de banana com abacate e espinafre pode ser armazenado na geladeira por até 24 horas.

Tempo de Preparo: 5 minutos

Rendimento: 1 porção

Informação Nutricional (por porção):
- Calorias: 300
- Carboidratos: 40g
- Proteínas: 5g
- Gorduras: 15g

Experimente esta receita deliciosa e nutritiva para um café da manhã, lanche ou pós-treino refrescante e energizante!

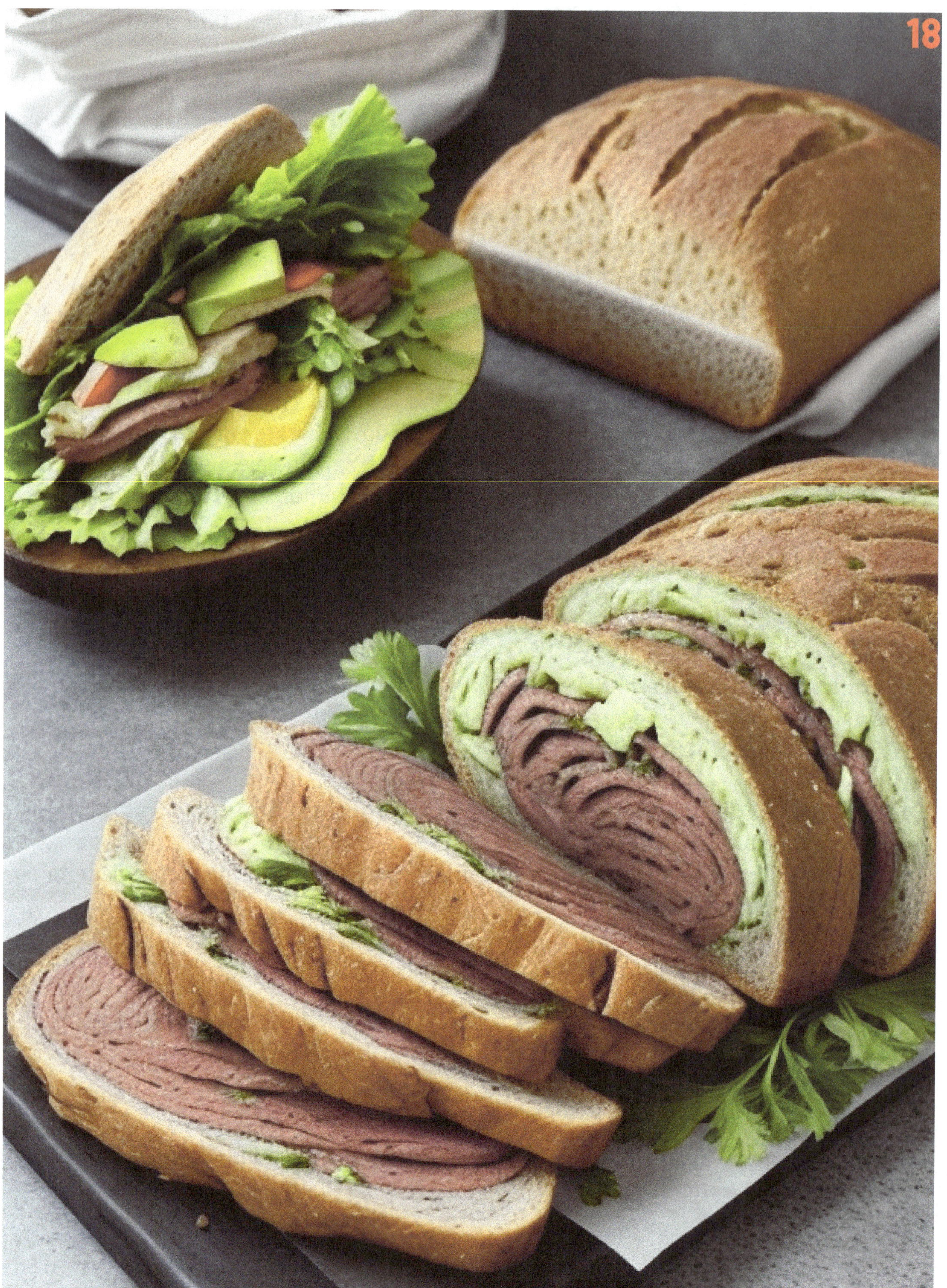

PÃO INTEGRAL COM PASTRAMI DE PERU E ABACATE: UM SABOROSO ENCONTRO ENTRE LEVEZA E SACIEDADE

Ingredientes:

- 2 fatias de pão integral
- 2 fatias de pastrami de peru
- 1/2 abacate maduro
- 1/4 tomate picado
- 1/4 cebola roxa picada
- 1 colher de sopa de cream cheese (opcional)
- Sal e pimenta do reino a gosto

Modo de Preparo:

1. Lave e corte o tomate e a cebola roxa em cubos pequenos.
2. Corte o abacate ao meio, retire o caroço e a casca e corte a polpa em fatias finas.
3. Espalhe o cream cheese (opcional) nas fatias de pão integral.
4. Adicione o pastrami de peru sobre o cream cheese.
5. Distribua as fatias de abacate sobre o pastrami.
6. Finalize com o tomate picado, a cebola roxa picada, sal e pimenta do reino a gosto.
7. Sirva e desfrute de um sanduíche saboroso e nutritivo!

Dicas:

- Para um sanduíche mais quente, você pode tostar o pão integral antes de montar o sanduíche.
- Se desejar, você pode adicionar outros ingredientes ao sanduíche, como alface, rúcula ou queijo cottage.
- Você pode substituir o cream cheese por maionese ou pesto.
- O pão integral com pastrami de peru e abacate pode ser armazenado na geladeira por até 24 horas.

Tempo de Preparo: 5 minutos

Rendimento: 1 porção

Informação Nutricional (por porção):

- Calorias: 350
- Carboidratos: 30g
- Proteínas: 20g
- Gorduras: 20g

Experimente esta receita prática e deliciosa para um café da manhã, lanche ou almoço rápido e nutritivo!

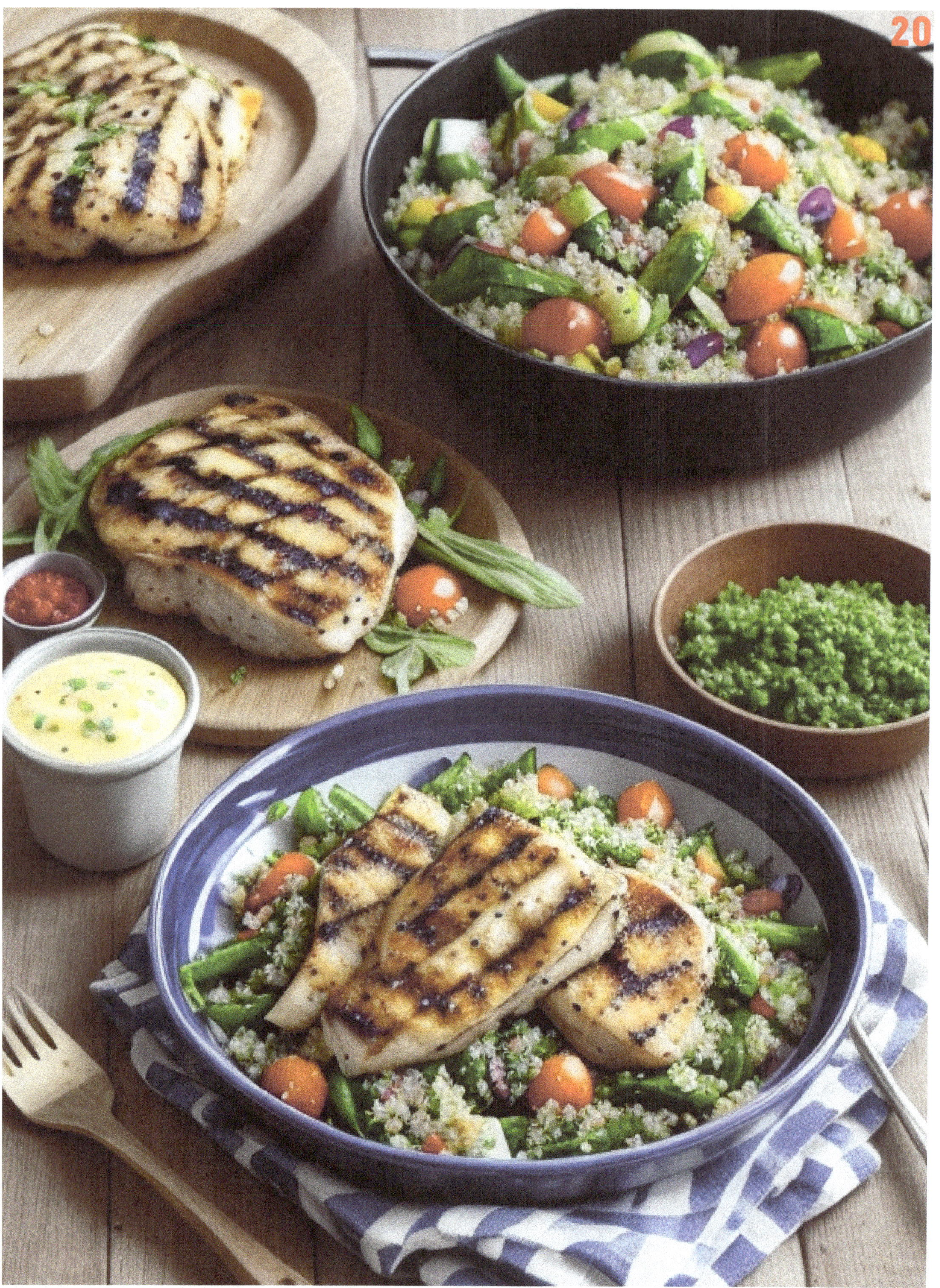

SALADA DE QUINOA COM FRANGO GRELHADO E LEGUMES: UMA COMBINAÇÃO NUTRITIVA E COLORIDA

Ingredientes:

- 1 xícara de quinoa cozida
- 1 xícara de frango grelhado desfiado
- 1/2 xícara de brócolis cozido em floretes
- 1/2 xícara de cenoura cozida em cubos
- 1/2 xícara de tomate cereja cortado ao meio
- 1/4 xícara de cebola roxa picada
- 1/4 xícara de azeite extra virgem
- 2 colheres de sopa de vinagre balsâmico
- 1 colher de sopa de mel
- 1 colher de chá de mostarda Dijon
- Sal e pimenta do reino a gosto
- Salsinha fresca picada para decorar (opcional)

Modo de Preparo:

1. Em um bowl grande, misture a quinoa cozida, o frango grelhado desfiado, o brócolis cozido, a cenoura cozida, o tomate cereja, a cebola roxa picada.

2. Em um bowl menor, prepare o molho misturando o azeite extra virgem, o vinagre balsâmico, o mel, a mostarda Dijon, o sal e a pimenta do reino.

3. Adicione o molho à salada e misture bem para incorporar todos os ingredientes.

4. Decore com salsinha fresca picada (opcional) e sirva.

Dicas:

- Você pode substituir o frango grelhado por carne bovina grelhada, salmão grelhado ou tofu grelhado.
- Se desejar, você pode adicionar outros legumes à salada, como abobrinha, pimentão ou milho.
- Para um toque especial, você pode adicionar queijo feta esfarelado ou nozes picadas à salada.
- A salada de quinoa com frango grelhado e legumes pode ser armazenada na geladeira por até 3 dias.

Tempo de Preparo: 20 minutos

Rendimento: 4 porções

Informação Nutricional (por porção):

- Calorias: 300
- Carboidratos: 30g
- Proteínas: 25g
- Gorduras: 15g

Experimente esta receita deliciosa e nutritiva para um almoço, jantar ou salada completa!

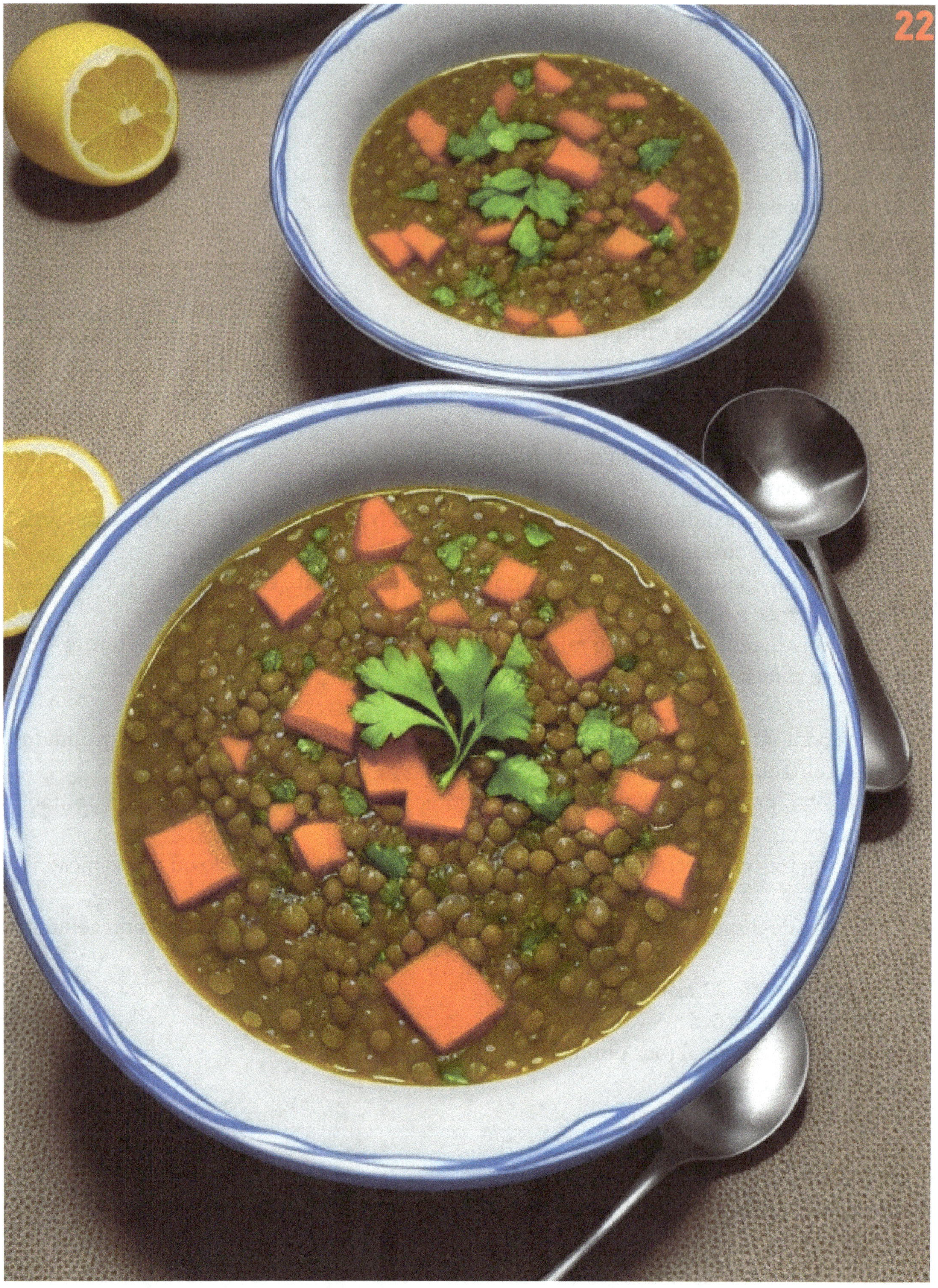

SOPA DE LENTILHA COM LEGUMES: UM SABOROSO E NUTRITIVO PRATO PARA O INVERNO

Ingredientes:

- 2 xícaras de lentilha
- 1 cebola picada
- 2 dentes de alho picados
- 2 cenouras picadas
- 1 talo de aipo picado
- 1 tomate picado
- 1/2 xícara de salsinha picada
- 2 litros de caldo de legumes
- 1 folha de louro
- Sal e pimenta do reino a gosto
- Azeite extra virgem para refogar

Modo de Preparo:

1. Lave bem as lentilhas e deixe de molho por 30 minutos.
2. Em uma panela grande, aqueça o azeite e refogue a cebola e o alho picados até ficarem dourados.
3. Adicione a cenoura, o aipo e o tomate picados e refogue por mais 5 minutos.
4. Acrescente a lentilha, o caldo de legumes, a folha de louro, o sal e a pimenta do reino a gosto.
5. Leve para ferver, abaixe o fogo e cozinhe por cerca de 40 minutos, ou até que a lentilha esteja macia.
6. Desligue o fogo, adicione a salsinha picada e sirva em seguida.

Dicas:

- Para um sabor mais defumado, você pode adicionar 1/2 colher de chá de páprica defumada ao refogado.
- Se desejar, você pode adicionar outros legumes à sopa, como batata, abobrinha ou mandioquinha.
- Para um toque especial, você pode servir a sopa com croutons, queijo ralado ou bacon frito crocante.
- A sopa de lentilha com legumes pode ser armazenada na geladeira por até 3 dias.

Tempo de Preparo: 1 hora

Rendimento: 6 porções

Informação Nutricional (por porção):

- Calorias: 200
- Carboidratos: 30g
- Proteínas: 15g
- Gorduras: 5g

Experimente esta receita deliciosa e nutritiva para um almoço, jantar ou sopa completa!

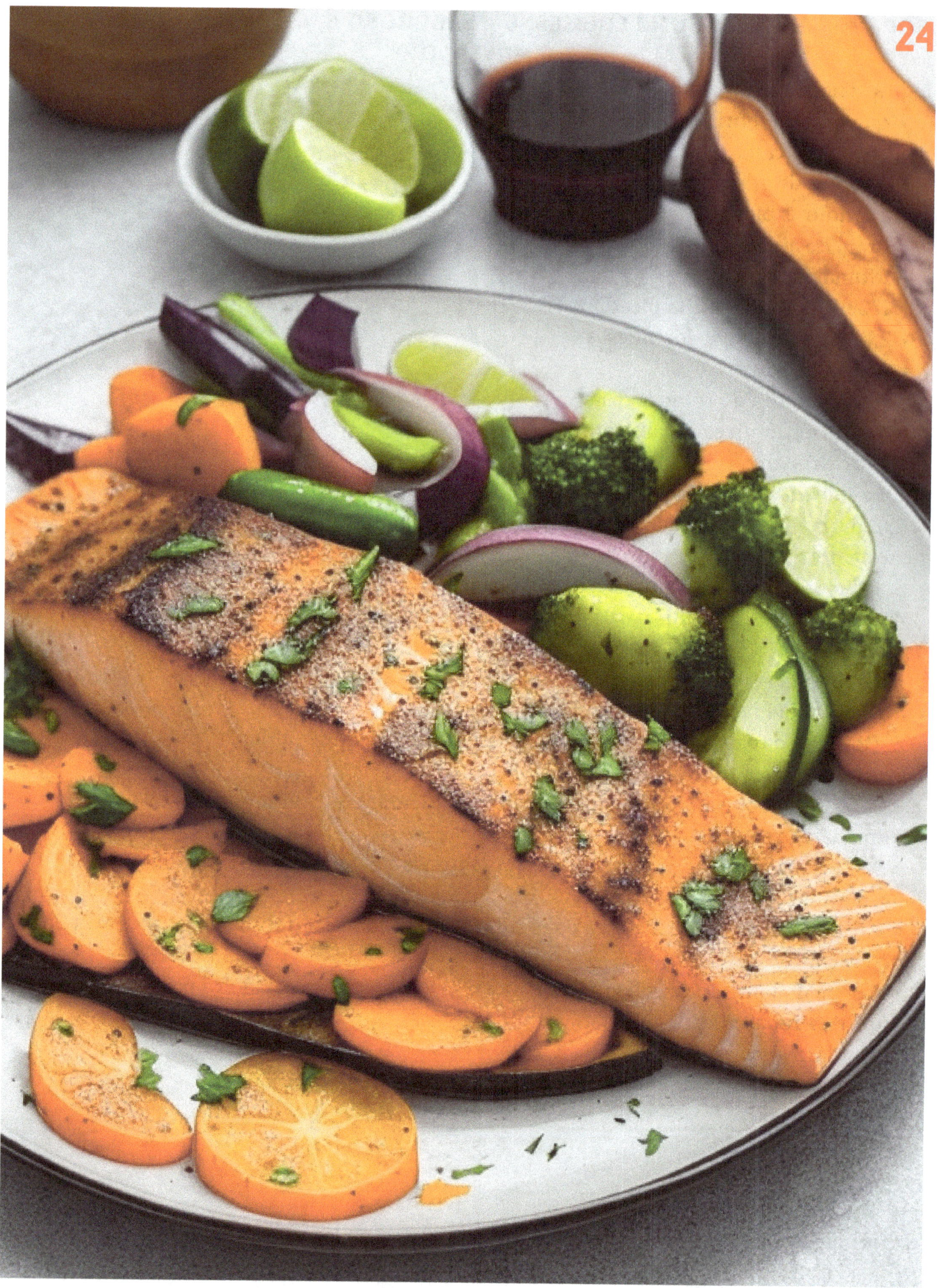

Ingredientes:

- 4 filés de salmão (cerca de 170g cada)
- 1 kg de batata doce descascada e cortada em cubos
- 2 cenouras médias cortadas em rodelas
- 1 brócolis médio cortado em floretes
- 1 cebola roxa cortada em rodelas
- 2 dentes de alho picados
- 1/2 xícara de azeite extra virgem
- 2 colheres de sopa de suco de limão
- 1 colher de sopa de mel
- 1 colher de chá de sal
- 1/2 colher de chá de pimenta do reino
- 1/4 xícara de salsinha fresca picada

Modo de Preparo:

1. Pré-aqueça o forno a 200°C.
2. Em uma tigela grande, misture a batata doce, a cenoura, o brócolis, a cebola roxa, o alho, o azeite, o suco de limão, o mel, o sal e a pimenta do reino.
3. Distribua os legumes em uma assadeira grande.
4. Coloque os filés de salmão sobre os legumes.
5. Asse por 20-25 minutos, ou até que o salmão esteja cozido e os legumes estejam macios.
6. Polvilhe com salsinha fresca picada e sirva em seguida.

Dicas:

- Para um sabor mais defumado, você pode grelhar o salmão antes de assá-lo.
- Se desejar, você pode adicionar outros legumes à assadeira, como abobrinha, pimentão ou tomate cereja.
- Para um toque especial, você pode servir o salmão com um molho de sua preferência, como molho de iogurte com ervas ou molho de limão com dill.
- O salmão assado com batata doce e legumes pode ser armazenado na geladeira por até 3 dias.

Tempo de Preparo: 30 minutos

Rendimento: 4 porções

Informação Nutricional (por porção):

- Calorias: 400
- Carboidratos: 30g
- Proteínas: 30g
- Gorduras: 20g

Experimente esta receita deliciosa e nutritiva para um almoço, jantar ou prato principal completo!

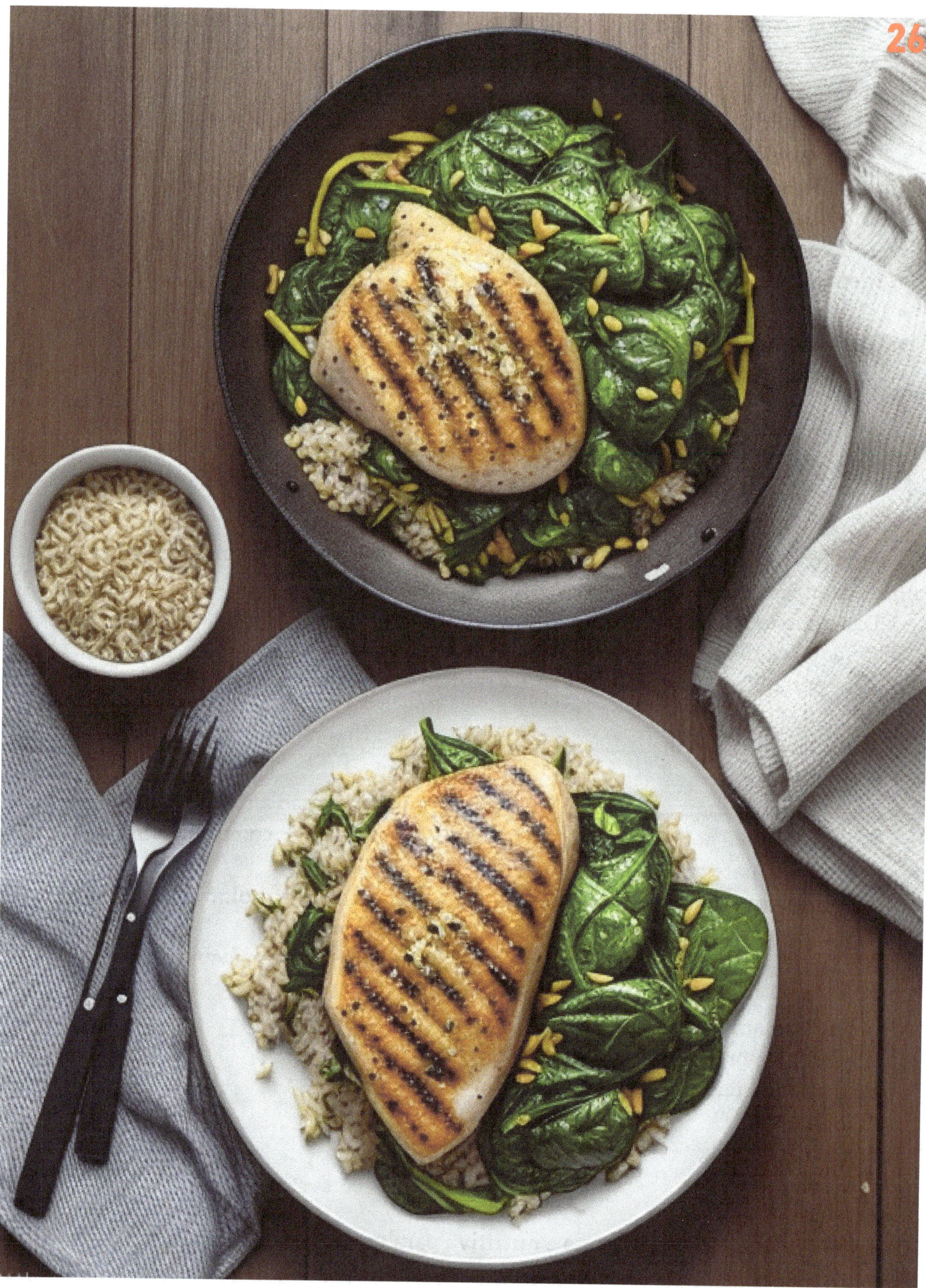

PEITO DE FRANGO GRELHADO COM ARROZ INTEGRAL E ESPINAFRE: UMA COMBINAÇÃO LEVE E NUTRITIVA

Ingredientes:

- 2 filés de peito de frango (cerca de 170g cada)
- 1 xícara de arroz integral cozido
- 1 xícara de espinafre cozido
- 1/2 tomate picado
- 1/4 cebola roxa picada
- 2 colheres de sopa de azeite extra virgem
- 1 colher de sopa de suco de limão
- 1/2 colher de chá de sal
- 1/4 colher de chá de pimenta do reino
- Salsinha fresca picada para decorar (opcional)

Modo de Preparo:

1. Tempere os filés de frango com sal e pimenta do reino a gosto.
2. Aqueça uma frigideira grande em fogo médio e adicione o azeite.
3. Grelhe os filés de frango por 5-7 minutos de cada lado, ou até que estejam cozidos.
4. Em uma tigela grande, misture o arroz integral cozido, o espinafre cozido, o tomate picado, a cebola roxa picada, o azeite, o suco de limão, o sal e a pimenta do reino.
5. Adicione o frango grelhado desfiado à salada e misture bem.
6. Decore com salsa fresca picada (opcional) e sirva em seguida.

Dicas:

- Para um sabor mais defumado, você pode grelhar o frango em uma churrasqueira.
- Se desejar, você pode adicionar outros legumes à salada, como cenoura, abobrinha ou brócolis.
- Para um toque especial, você pode servir a salada com um molho de sua preferência, como molho de iogurte com ervas ou vinagrete balsâmico.
- O peito de frango grelhado com arroz integral e espinafre pode ser armazenado na geladeira por até 3 dias.

Tempo de Preparo: 30 minutos

Rendimento: 2 porções

Informação Nutricional (por porção):

- Calorias: 400
- Carboidratos: 40g
- Proteínas: 30g
- Gorduras: 15g

Experimente esta receita deliciosa e nutritiva para um almoço, jantar ou salada completa!

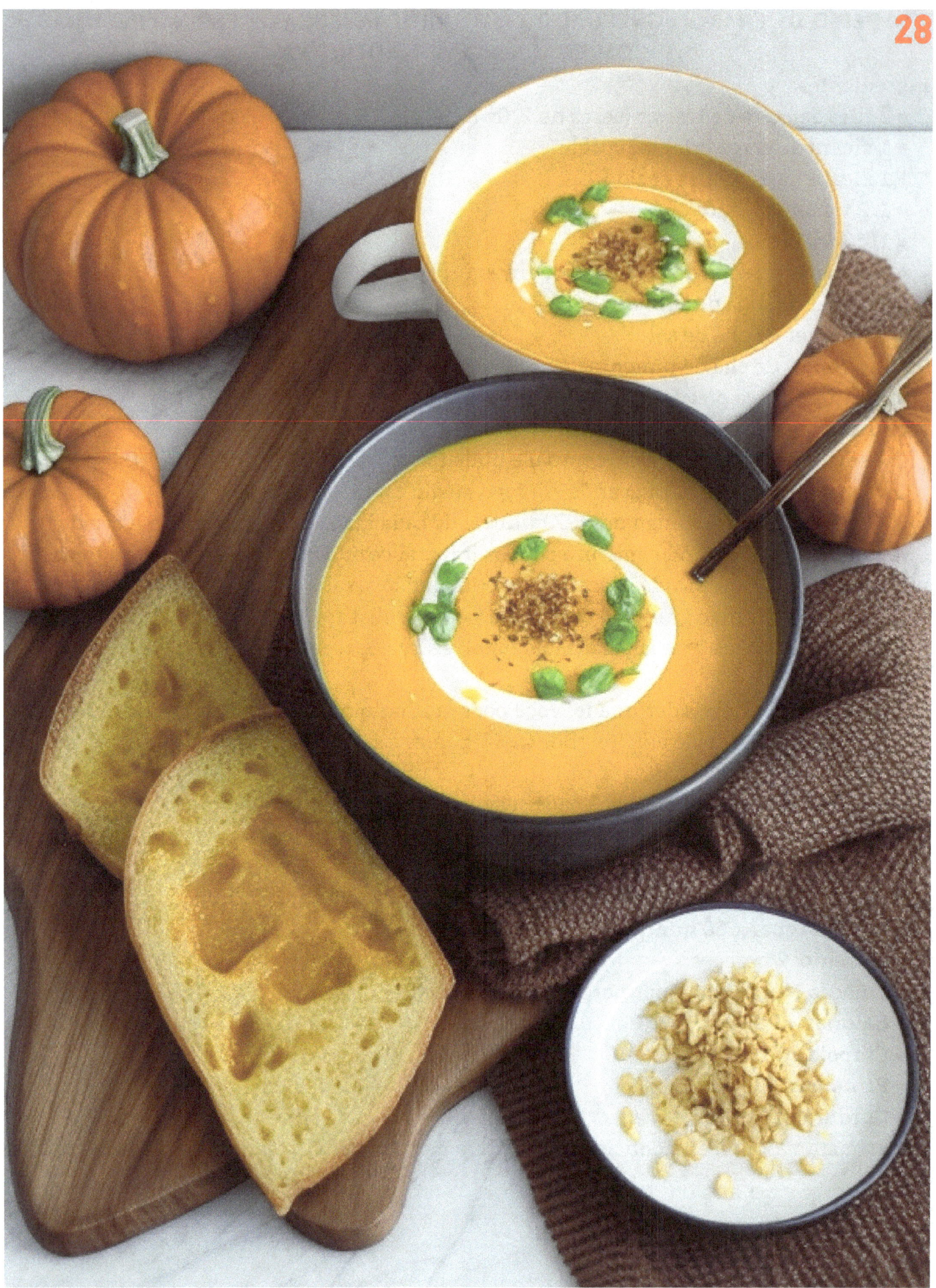

SOPA CREMOSA DE ABÓBORA COM GENGIBRE: UM SABOR ACOLHEDOR E RECONFORTANTE

Ingredientes:

- 1 kg de abóbora cabotiá descascada e cortada em cubos
- 1 cebola picada
- 2 dentes de alho picados
- 1 colher de sopa de azeite extra virgem
- 1 colher de chá de gengibre ralado
- 1 litro de caldo de legumes
- 1/2 xícara de creme de leite fresco
- Sal e pimenta do reino a gosto
- Sementes de abóbora torradas para decorar (opcional)

Modo de Preparo:

1. Em uma panela grande, aqueça o azeite e refogue a cebola e o alho picados até ficarem dourados.
2. Adicione a abóbora picada e o gengibre ralado e refogue por mais 5 minutos.
3. Acrescente o caldo de legumes e cozinhe por cerca de 20 minutos, ou até que a abóbora esteja macia.
4. Desligue o fogo e bata a sopa no liquidificador até obter um creme homogêneo.
5. Volte a sopa para a panela, adicione o creme de leite fresco, o sal e a pimenta do reino a gosto.
6. Aqueça a sopa até ferver e sirva em seguida.
7. Decore com sementes de abóbora torradas (opcional).

Dicas:

- Para um sabor mais defumado, você pode caramelizar a abóbora antes de cozinhá-la.
- Se desejar, você pode adicionar outros temperos à sopa, como curry em pó ou páprica doce.
- Para um toque especial, você pode servir a sopa com croutons, queijo parmesão ralado ou bacon frito crocante.
- A sopa cremosa de abóbora com gengibre pode ser armazenada na geladeira por até 3 dias.

Tempo de Preparo: 30 minutos

Rendimento: 4 porções

Informação Nutricional (por porção):

- Calorias: 200
- Carboidratos: 20g
- Proteínas: 5g
- Gorduras: 10g

Experimente esta receita deliciosa e reconfortante para um almoço, jantar ou sopa completa!

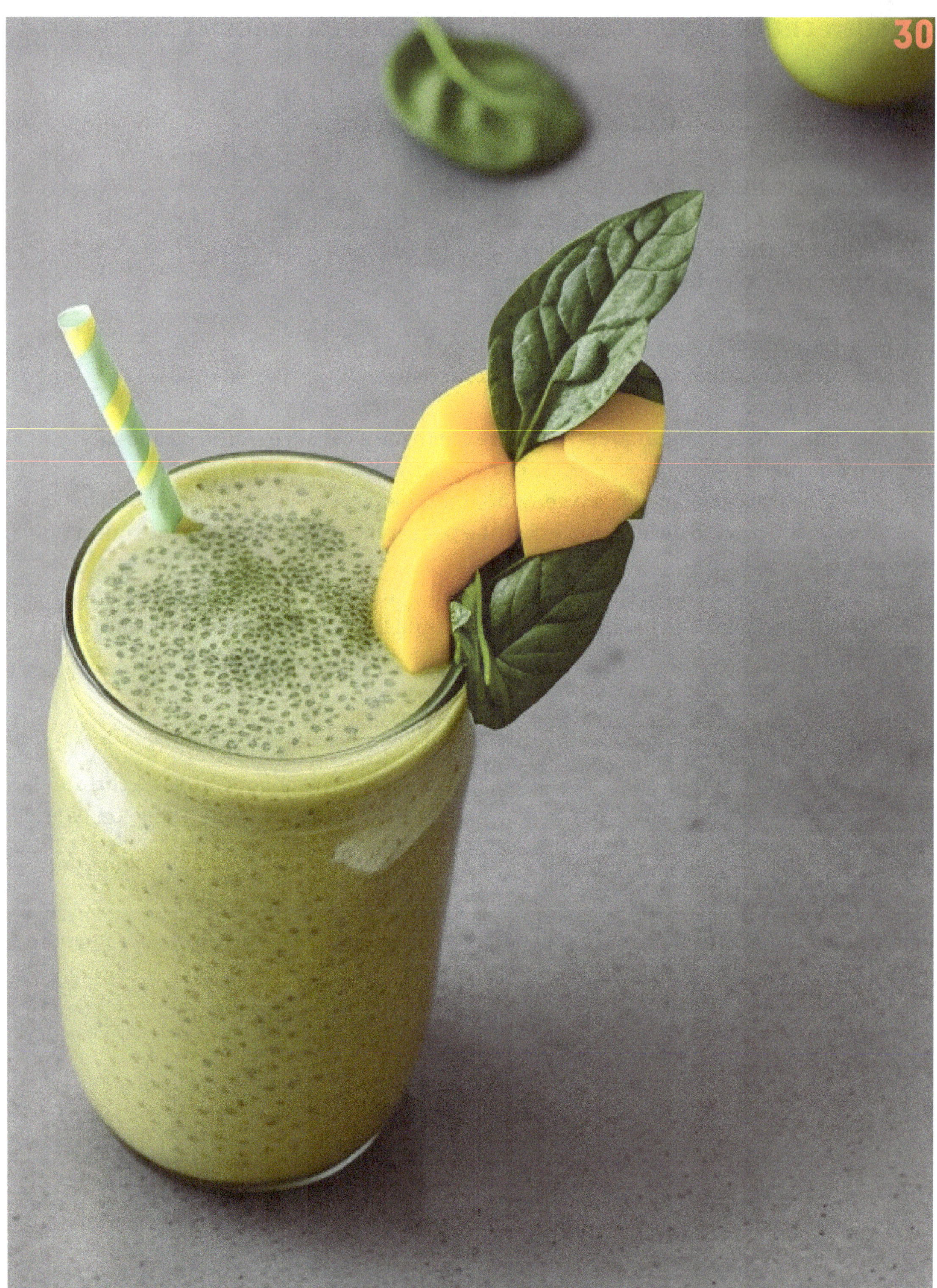

SMOOTHIE DE MANGA COM ESPINAFRE E CHIA: UM SABOR REFRESCANTE E NUTRITIVO

Ingredientes:

- 1 xícara de manga congelada
- 1 xícara de espinafre fresco
- 1 colher de sopa de sementes de chia
- 1 copo de leite vegetal (amêndoa, coco, soja, etc.)
- 1/2 banana congelada (opcional)
- Mel ou agave a gosto (opcional)

Modo de Preparo:

1. Lave bem o espinafre e corte em pedaços menores.
2. No liquidificador, coloque a manga congelada, o espinafre, as sementes de chia, o leite vegetal e a banana congelada (opcional).
3. Bata por alguns minutos até obter um creme homogêneo.
4. Se desejar, adicione mel ou agave a gosto para adoçar.
5. Sirva imediatamente e aproveite!

Dicas:

- Para um smoothie mais cremoso, use leite vegetal gelado.
- Se você não tiver banana congelada, pode usar 1/2 xícara de gelo.
- Você pode adicionar outros ingredientes ao smoothie, como frutas vermelhas, iogurte natural ou proteína em pó.
- O smoothie de manga com espinafre e chia pode ser armazenado na geladeira por até 24 horas.

Tempo de Preparo: 5 minutos

Rendimento: 1 porção

Informação Nutricional (por porção):

- Calorias: 200
- Carboidratos: 30g
- Proteínas: 5g
- Gorduras: 5g

Experimente esta receita deliciosa e nutritiva para um café da manhã, lanche ou bebida refrescante!

Benefícios:

- A manga é rica em vitaminas A e C, que são antioxidantes importantes para a saúde da pele e do sistema imunológico.
- O espinafre é rico em ferro, folato e vitaminas A e C, que são importantes para a saúde do sangue, dos ossos e do sistema imunológico.
- As sementes de chia são ricas em fibras, ômega-3 e proteínas, que são importantes para a saúde digestiva, cardiovascular e muscular.

Este smoothie é uma ótima maneira de aumentar sua ingestão de frutas, vegetais e nutrientes essenciais.

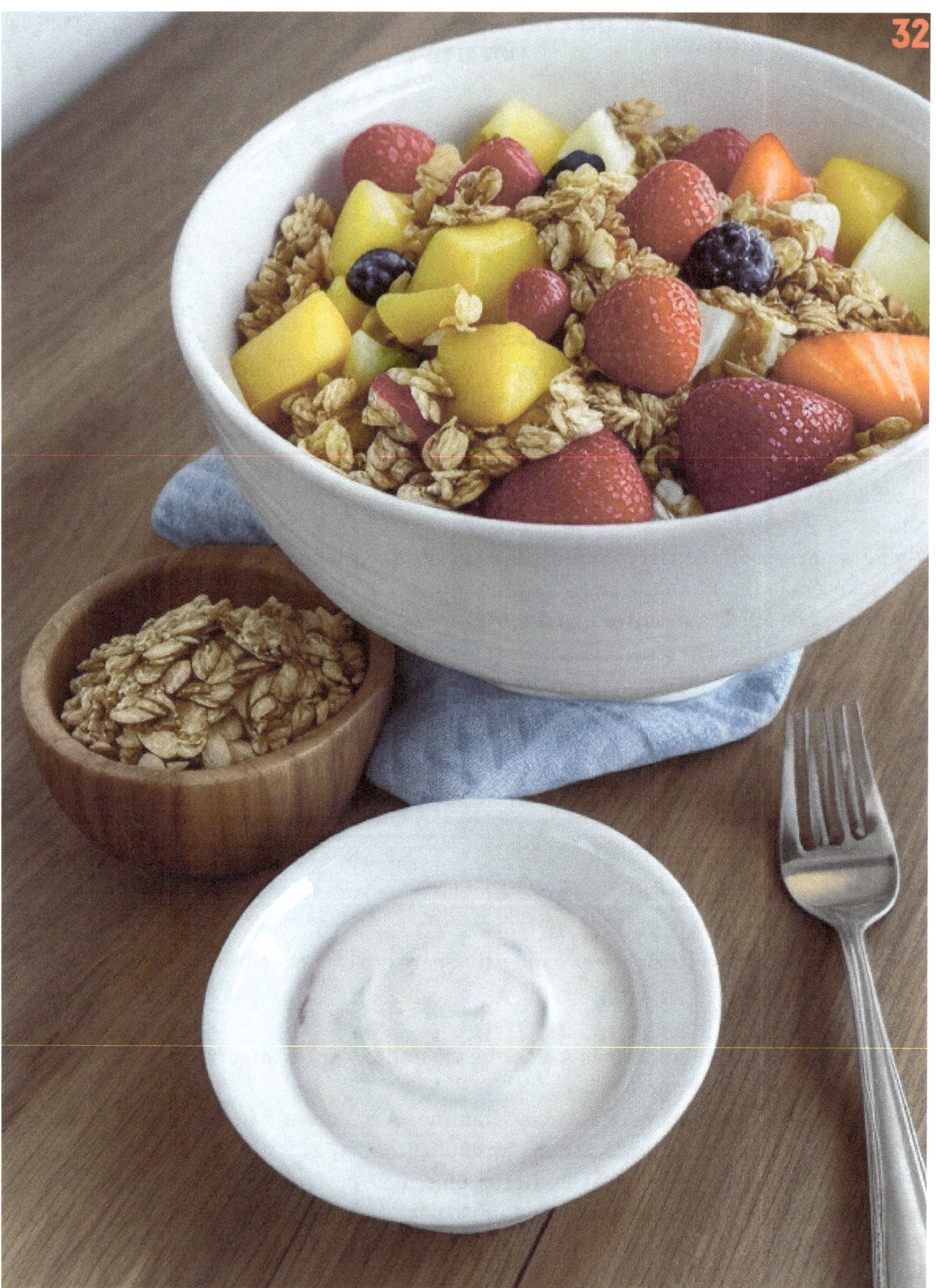

SALADA DE FRUTAS COM IOGURTE E GRANOLA: UMA COMBINAÇÃO REFRESCANTE E NUTRITIVA

Ingredientes:

- 2 xícaras de frutas variadas picadas (morango, banana, maçã, uva, etc.)
- 1 xícara de iogurte natural
- 1/2 xícara de granola
- Mel ou agave a gosto (opcional)

Modo de Preparo:

1. Lave bem as frutas e corte-as em pedaços pequenos.
2. Em uma tigela grande, misture as frutas picadas, o iogurte natural e a granola.
3. Se desejar, adicione mel ou agave a gosto para adoçar.
4. Sirva imediatamente e aproveite!

Dicas:

- Você pode usar qualquer tipo de fruta que desejar.
- Se você não tiver granola, pode usar outro tipo de cereal matinal, como muesli ou aveia.
- Você pode adicionar outros ingredientes à salada, como coco ralado, chia ou semente de linhaça.
- A salada de frutas com iogurte e granola pode ser armazenada na geladeira por até 24 horas.

Tempo de Preparo: 10 minutos

Rendimento: 2 porções

Informação Nutricional (por porção):

- Calorias: 200
- Carboidratos: 30g
- Proteínas: 5g
- Gorduras: 5g

Experimente esta receita deliciosa e nutritiva para um café da manhã, lanche ou sobremesa refrescante!

Benefícios:

- As frutas são ricas em vitaminas, minerais e fibras, que são importantes para a saúde geral.
- O iogurte é rico em proteínas e cálcio, que são importantes para a saúde dos ossos e músculos.
- A granola é rica em fibras e proteínas, que são importantes para a saúde digestiva e cardiovascular.

Esta salada é uma ótima maneira de aumentar sua ingestão de frutas, nutrientes e energia.

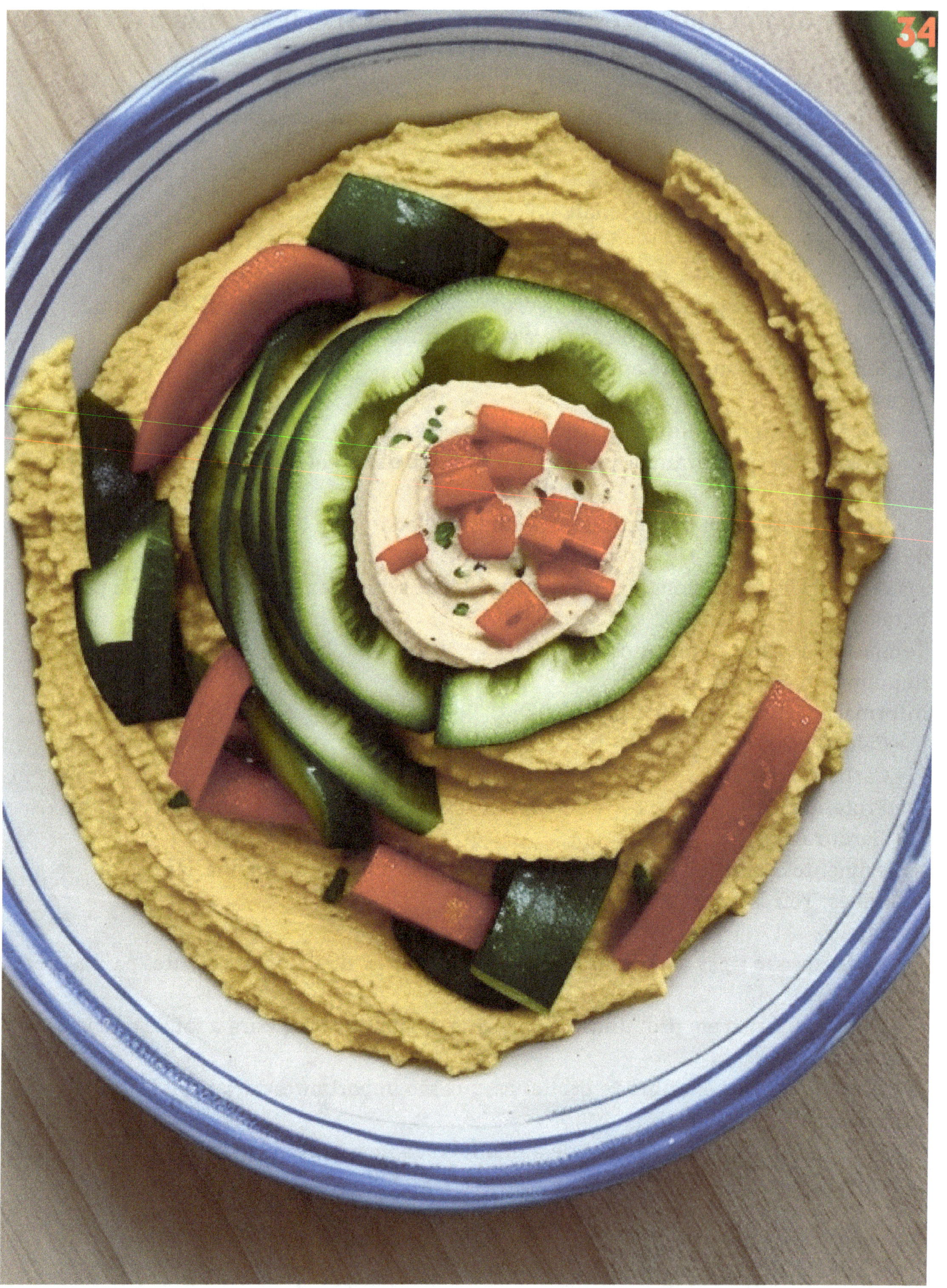

Ingredientes:
- 2 xícaras de grão de bico cozido
- 1/2 xícara de tahine
- 1/4 xícara de suco de limão fresco
- 2 dentes de alho picados
- 1/4 xícara de azeite extra virgem
- 1/2 pimenta vermelha assada e picada
- 1/2 pimenta verde assada e picada
- 1 pepino pequeno picado
- Sal e pimenta do reino a gosto
- Pimentão vermelho em pó para decorar (opcional)

Modo de Preparo:

1. No processador de alimentos, coloque o grão de bico cozido, o tahine, o suco de limão, o alho e o azeite.

2. Processe até obter uma pasta homogênea e cremosa.

3. Adicione a pimenta vermelha e verde assadas picadas, o pepino picado, o sal e a pimenta do reino a gosto.

4. Processe por mais alguns segundos para misturar bem.

5. Transfira o homus para uma tigela e decore com pimentão vermelho em pó (opcional).

6. Sirva com pão pita, vegetais crus ou torradas.

Dicas:
- Você pode usar grão de bico enlatado para facilitar o preparo.
- Se você não tiver tahine, pode usar pasta de gergelim.
- As pimentas podem ser assadas no forno ou em uma frigideira quente.
- Você pode adicionar outros ingredientes ao homus, como azeitonas pretas, tomate seco ou ervas frescas picadas.
- O homus com pimentões e pepino pode ser armazenado na geladeira por até 3 dias.

Tempo de Preparo: 20 minutos

Rendimento: 4 porções

Informação Nutricional (por porção):
- Calorias: 200
- Carboidratos: 20g
- Proteínas: 10g
- Gorduras: 10g

Experimente esta receita deliciosa e nutritiva para um lanche, entrada ou acompanhamento saboroso!

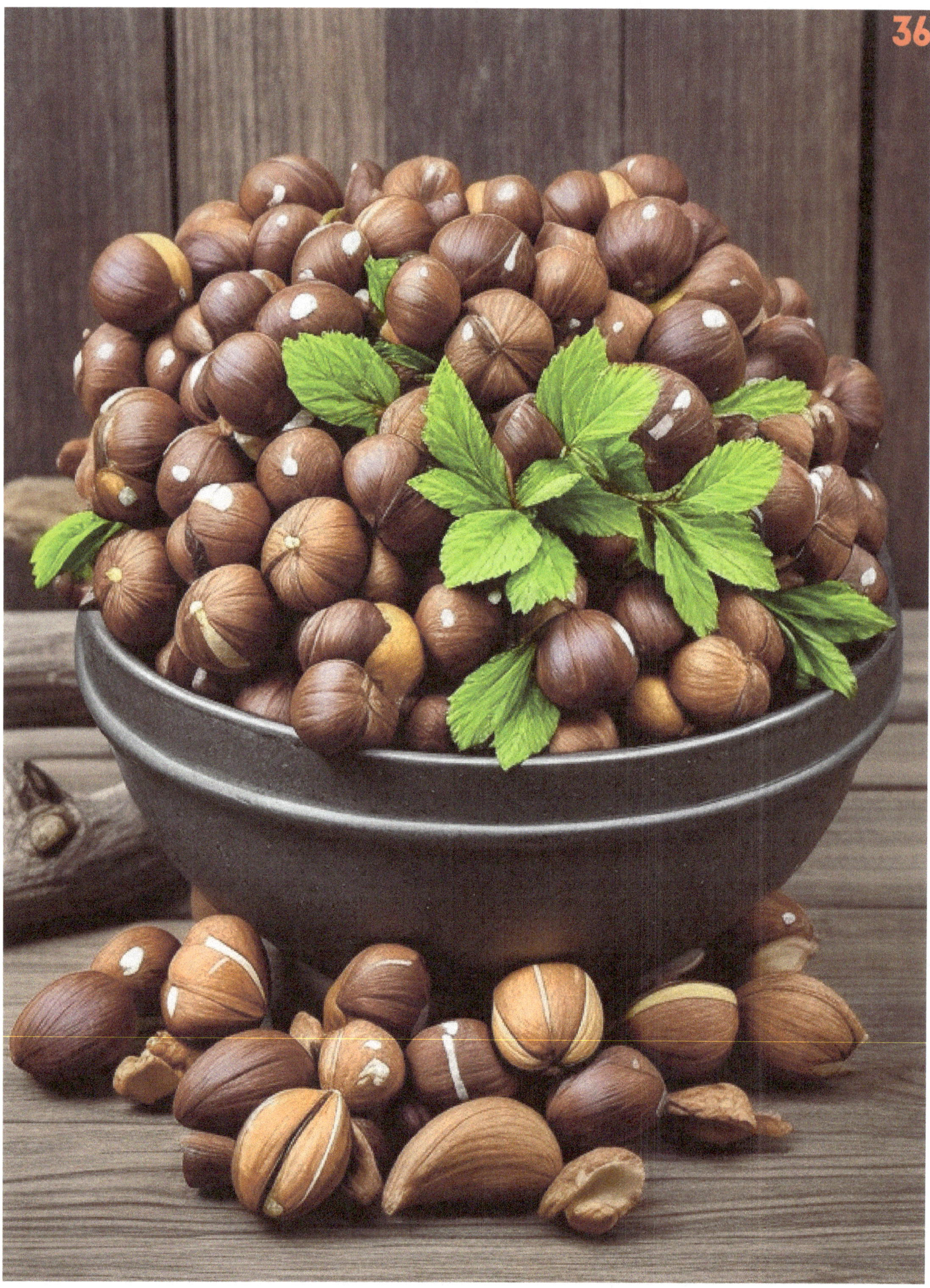

MIX DE CASTANHAS E NOZES: UM COMBINAÇÃO CROCANTE E NUTRITIVA

Ingredientes:

- 1 xícara de castanha de caju
- 1 xícara de amêndoas
- 1 xícara de nozes
- 1/2 xícara de castanha-do-pará
- 1/2 xícara de uva passa
- 1/4 xícara de cranberries secos
- 1/4 xícara de sementes de girassol
- Sal marinho a gosto (opcional)

Modo de Preparo:

1. Em uma tigela grande, misture todas as castanhas, nozes, frutas secas e sementes.
2. Se desejar, adicione sal marinho a gosto.
3. Armazene o mix em um recipiente hermético em local fresco e seco.

Dicas:

- Você pode usar qualquer tipo de castanha ou nozes que você desejar.
- Se você não tiver frutas secas, pode adicionar outros ingredientes como chips de coco, damasco seco ou figo seco.
- Você pode temperar o mix com especiarias como canela, noz-moscada ou cardamomo.
- O mix de castanhas e nozes pode ser armazenado na geladeira por até 2 semanas.

Tempo de Preparo: 10 minutos

Rendimento: 4 porções

Informação Nutricional (por porção):

- Calorias: 200
- Carboidratos: 15g
- Proteínas: 5g
- Gorduras: 15g

Experimente esta receita deliciosa e nutritiva para um lanche saudável e energético!

Benefícios:

- As castanhas e nozes são ricas em proteínas, fibras, vitaminas e minerais.
- As frutas secas são ricas em vitaminas, minerais e antioxidantes.
- As sementes são ricas em fibras, proteínas e gorduras saudáveis.

Este mix é uma ótima maneira de aumentar sua ingestão de nutrientes essenciais e energia.

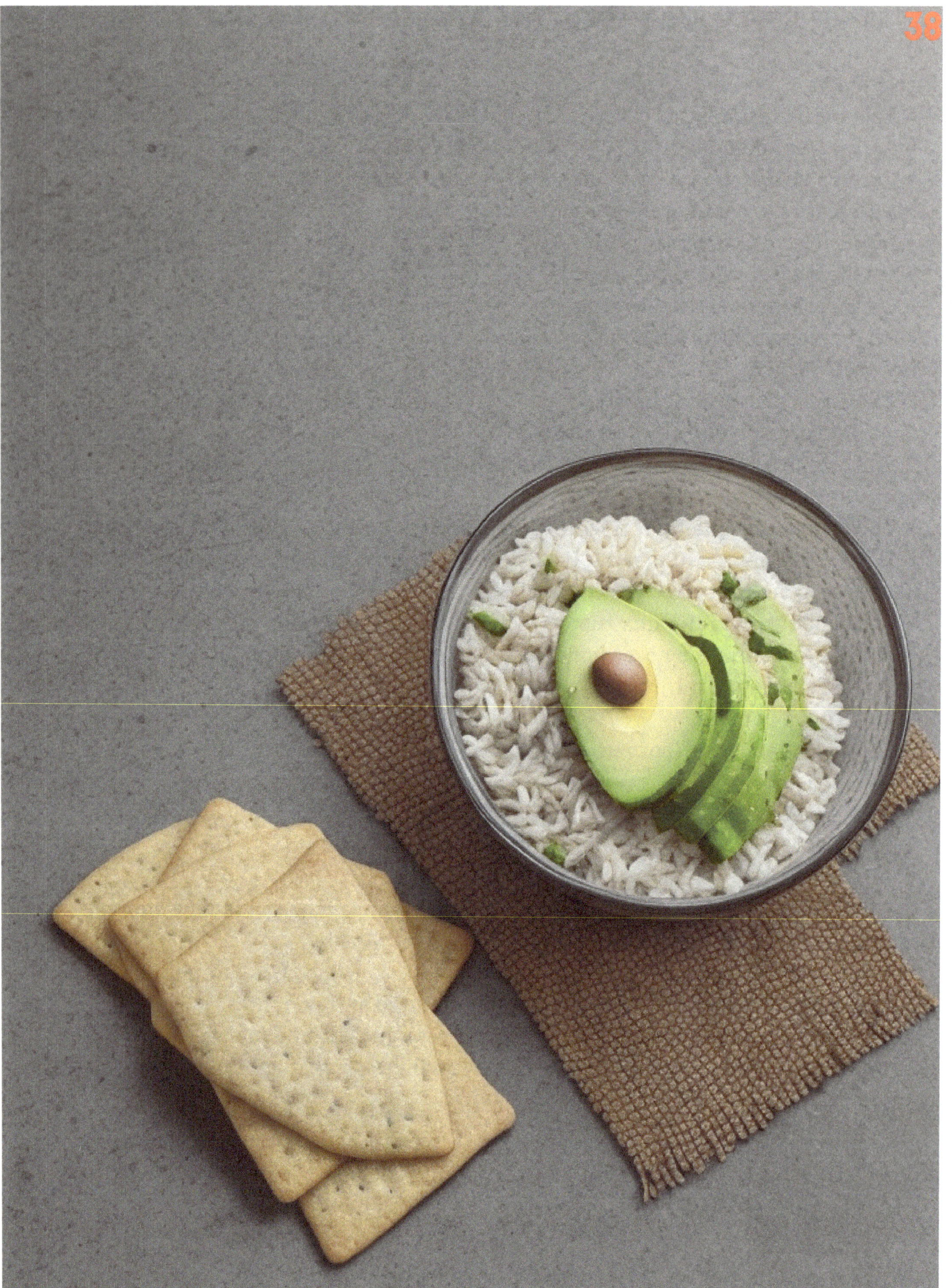

BOLACHA DE ARROZ INTEGRAL COM ABACATE: UMA COMBINAÇÃO LEVE E SABOROSA

Ingredientes:

- 2 xícaras de farinha de arroz integral
- 1 xícara de aveia em flocos
- 1/2 xícara de sementes de chia
- 1/2 xícara de azeite extra virgem
- 1/2 xícara de água morna
- 1/2 colher de chá de sal marinho
- 1/2 abacate maduro amassado

Modo de Preparo:

1. Pré-aqueça o forno a 180°C.
2. Em uma tigela grande, misture a farinha de arroz integral, a aveia em flocos, as sementes de chia e o sal marinho.
3. Adicione o azeite extra virgem e a água morna aos poucos, mexendo sempre até obter uma massa homogênea e úmida.
4. Incorpore o abacate amassado à massa e misture bem.
5. Forme bolinhas com a massa e coloque-as em uma assadeira forrada com papel manteiga.
6. Achate as bolinhas com um garfo para formar biscoitos.
7. Asse por cerca de 20 minutos, ou até dourar levemente.
8. Retire do forno e deixe esfriar completamente antes de servir.

Dicas:

- Você pode usar outros tipos de farinha integral, como farinha de trigo integral ou farinha de centeio.
- Se você não tiver sementes de chia, pode substituir por outras sementes como linhaça ou gergelim.
- Você pode adicionar outros ingredientes à massa, como passas, cranberry seco ou castanhas picadas.
- As bolachas de arroz integral com abacate podem ser armazenadas em um recipiente hermético em temperatura ambiente por até 5 dias.

Tempo de Preparo: 30 minutos

Rendimento: 20 biscoitos

Informação Nutricional (por biscoito):

- Calorias: 100
- Carboidratos: 15g
- Proteínas: 2g
- Gorduras: 5g

Experimente esta receita deliciosa e nutritiva para um lanche leve e saboroso!

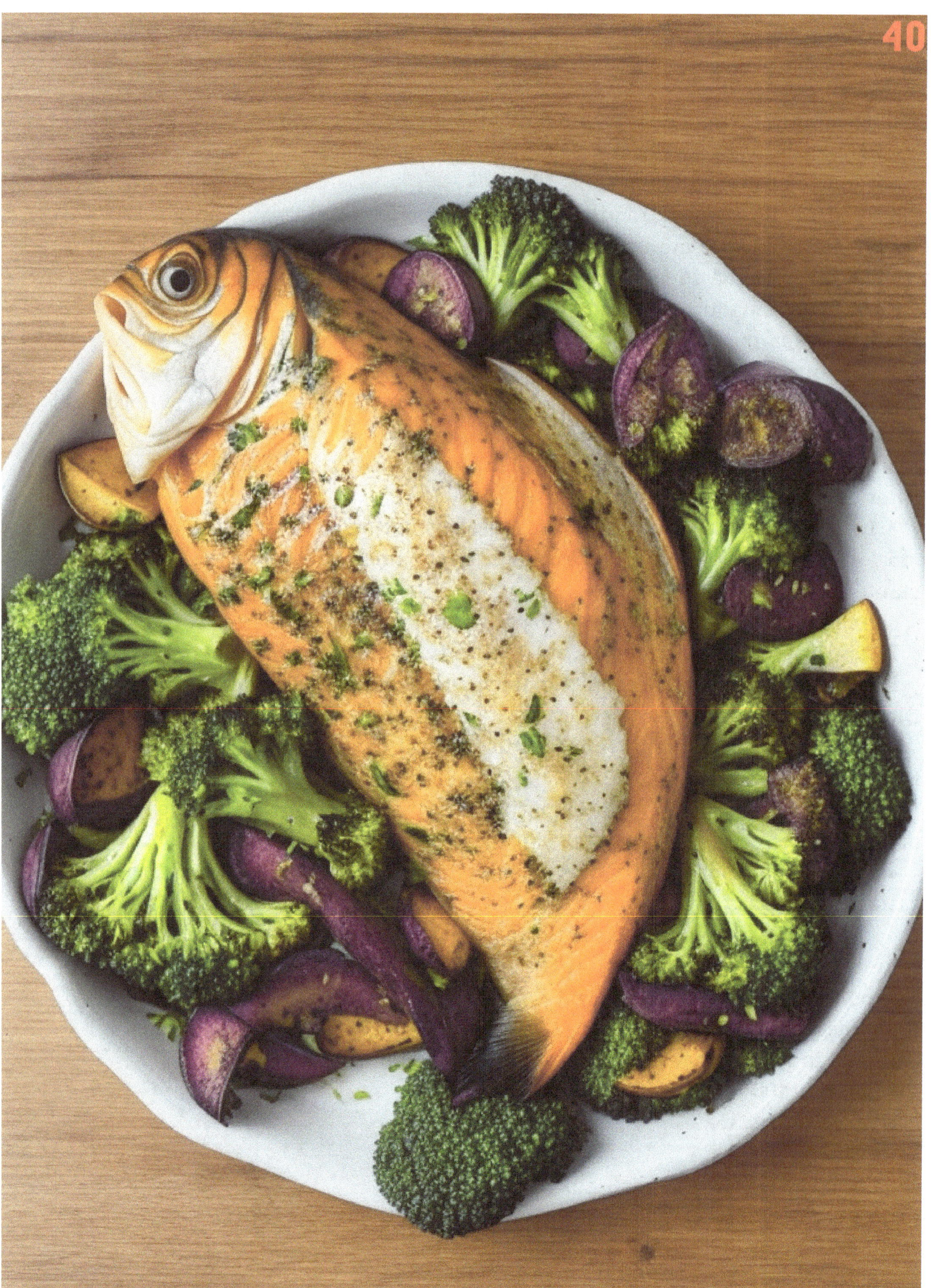

PEIXE ASSADO COM BRÓCOLIS E BATATA DOCE: UMA REFEIÇÃO COMPLETA E SABOROSA

Ingredientes:

- 4 filés de peixe branco (tilápia, merluza, pescada)
- 1 xícara de brócolis em flocos
- 1 batata doce média cortada em cubos
- 1/2 cebola média picada
- 2 dentes de alho picados
- 1/4 xícara de azeite extra virgem
- 1/2 xícara de suco de limão fresco
- 1/2 colher de chá de sal marinho
- 1/4 colher de chá de pimenta do reino moída
- 1/4 xícara de salsa picada (opcional)

Modo de Preparo:

1. Pré-aqueça o forno a 200°C.
2. Em uma tigela grande, misture o azeite extra virgem, o suco de limão, o sal marinho, a pimenta do reino moída e o alho picado.
3. Adicione os filés de peixe à tigela e misture bem para revestir com a marinada.
4. Em uma assadeira, coloque a batata doce cortada em cubos e o brócolis em flocos.
5. Distribua os filés de peixe marinados sobre a batata doce e o brócolis.
6. Polvilhe com a cebola picada e a salsa picada (opcional).
7. Asse por cerca de 20-25 minutos, ou até que o peixe esteja cozido e a batata doce esteja macia.
8. Sirva imediatamente com seus acompanhamentos favoritos.

Dicas:

- Você pode usar outros tipos de peixe branco, como salmão ou truta.
- Se você não tiver brócolis, pode usar outros legumes como couve-flor, aspargos ou cenoura.
- Você pode temperar o peixe com outros temperos de sua preferência, como páprica, ervas frescas ou especiarias.
- O peixe assado com brócolis e batata doce pode ser armazenado em um recipiente hermético na geladeira por até 3 dias.

Tempo de Preparo: 30 minutos

Rendimento: 4 porções

Informação Nutricional (por porção):

- Calorias: 350
- Carboidratos: 30g
- Proteínas: 30g
- Gorduras: 15g

Experimente esta receita deliciosa e nutritiva para uma refeição completa e saborosa!

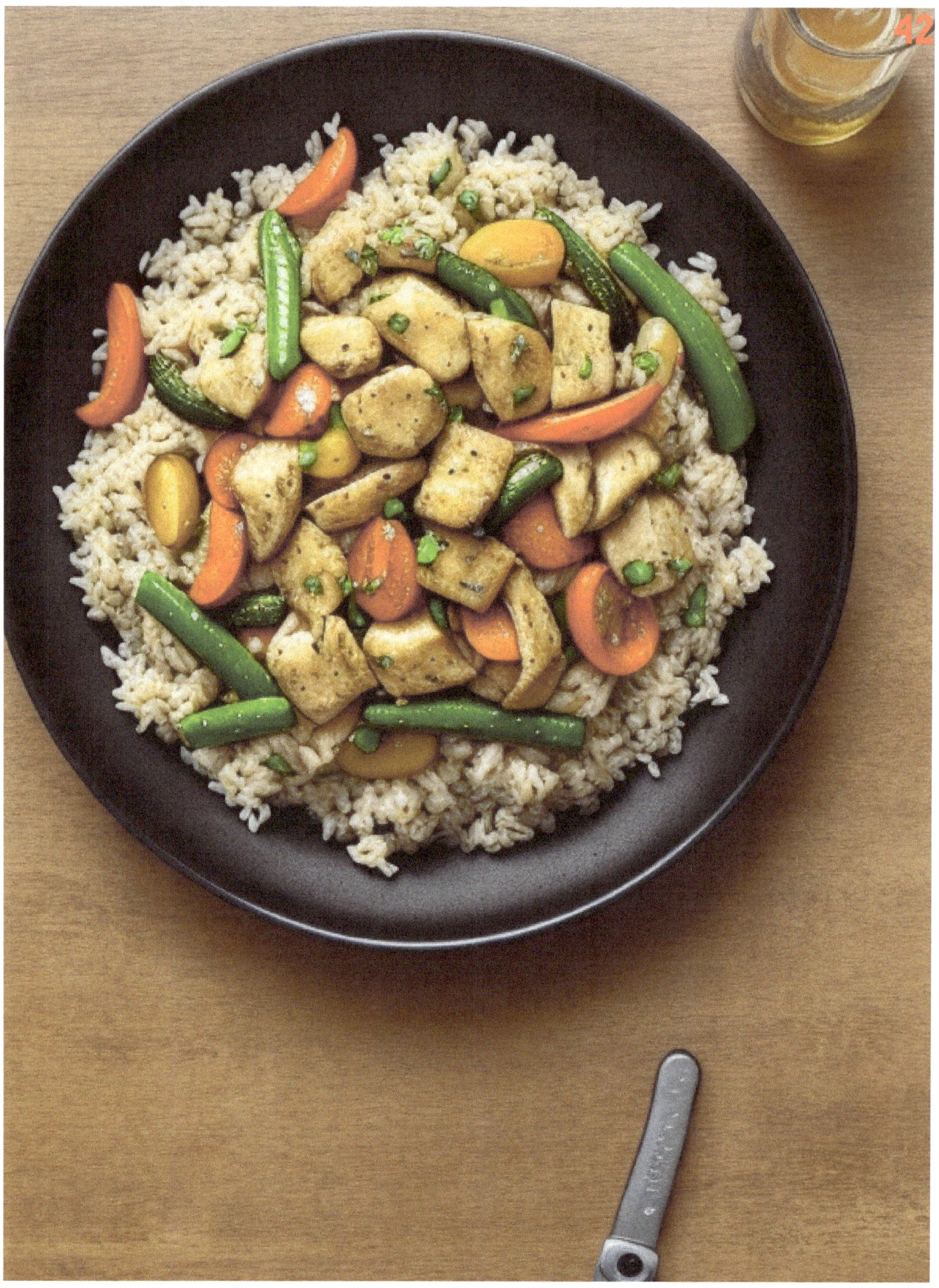

FRANGO COM LEGUMES REFOGADOS E ARROZ INTEGRAL: UMA REFEIÇÃO COMPLETA E NUTRITIVA

Ingredientes:

- 2 peitos de frango desossados e sem pele
- 1 cebola média picada
- 2 dentes de alho picados
- 1 pimentão verde picado
- 1 cenoura média em rodelas
- 1 xícara de brócolis em flocos
- 1/2 xícara de ervilha congelada
- 1/2 xícara de milho verde congelado
- 1/2 xícara de azeite extra virgem
- 1/2 xícara de vinho branco seco (opcional)
- 1/2 xícara de caldo de legumes
- 1/2 colher de chá de sal marinho
- 1/4 colher de chá de pimenta do reino moída
- 1/4 xícara de salsa picada (opcional)
- 2 xícaras de arroz integral cozido

Modo de Preparo:

1. Em uma panela grande, aqueça o azeite extra virgem em fogo médio.
2. Adicione a cebola picada e o alho picado e refogue por cerca de 5 minutos, ou até ficarem macios.
3. Adicione o pimentão verde picado e a cenoura em rodelas e refogue por mais 5 minutos, ou até ficarem macios.
4. Adicione o brócolis em flocos, a ervilha congelada, o milho verde congelado, o sal marinho e a pimenta do reino moída.
5. Refogue por mais 5 minutos, ou até os legumes ficarem macios.
6. Adicione o frango cortado em cubos e refogue por mais 5 minutos, ou até dourar.
7. Adicione o vinho branco seco (opcional) e o caldo de legumes.
8. Deixe ferver, reduza o fogo e cozinhe por cerca de 15 minutos, ou até o frango estar cozido.
9. Adicione a salsa picada (opcional) e misture bem.
10. Sirva o frango com legumes refogados sobre o arroz integral cozido.

Dicas:

- Você pode temperar o frango com outros temperos de sua preferência, como páprica, ervas frescas ou especiarias.

Tempo de Preparo: 45 minutos

Rendimento: 4 porções

Informação Nutricional (por porção):

- Calorias: 400
- Carboidratos: 40g
- Proteínas: 30g
- Gorduras: 15g

Experimente esta receita deliciosa e nutritiva para uma refeição completa e saborosa!

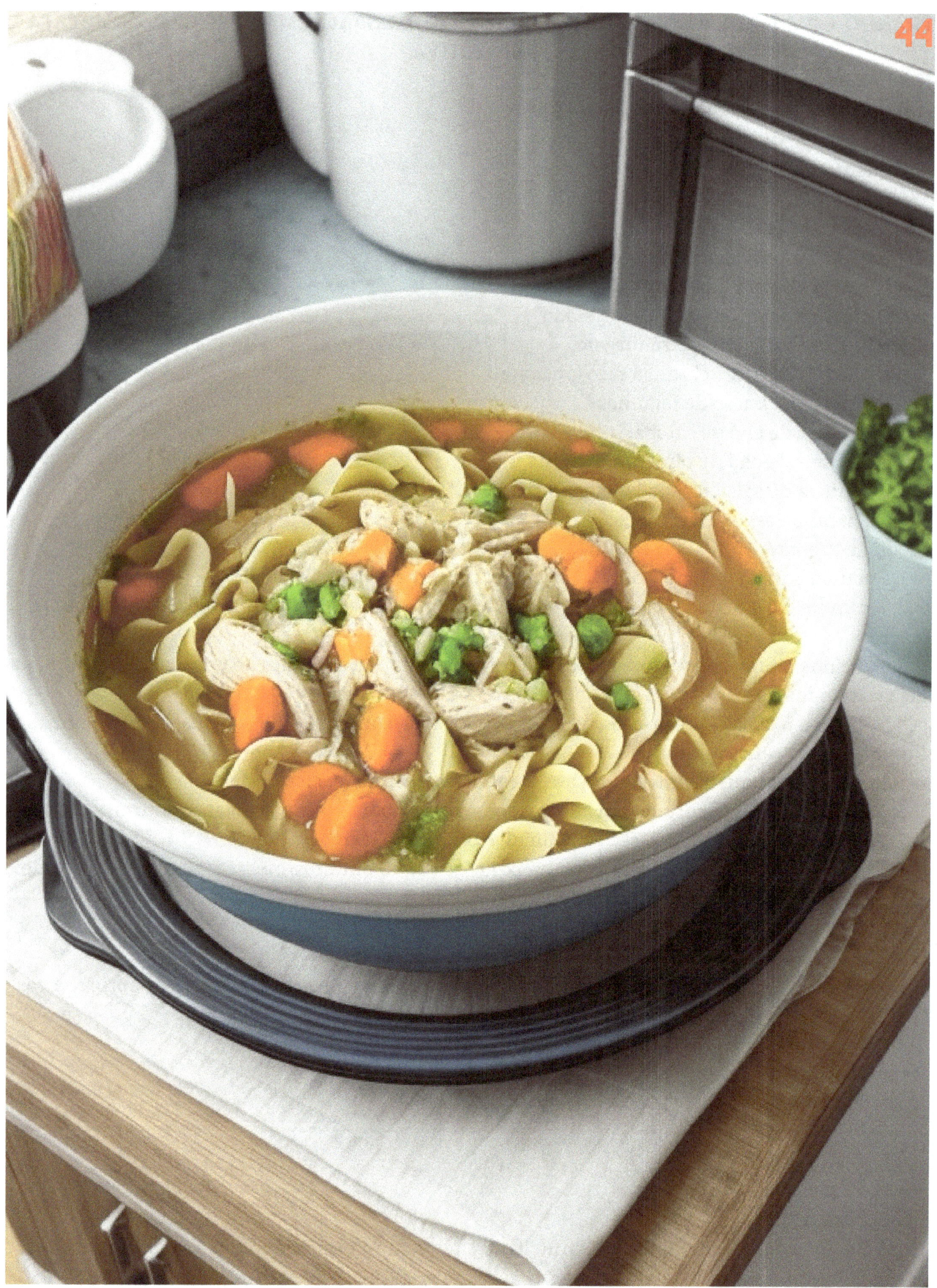

SOPA DE FRANGO COM MACARRÃO INTEGRAL: UMA REFEIÇÃO QUENTE E CONFORTÁVEL

Ingredientes:

- 1 frango inteiro (cerca de 1,5 kg)
- 2 cenouras médias picadas
- 1 talo de aipo picado
- 1 cebola média picada
- 2 dentes de alho picados
- 1/2 xícara de macarrão integral
- 1/2 xícara de salsa picada
- 1/2 xícara de cebolinha picada
- Sal e pimenta a gosto
- 4 xícaras de água

Modo de Preparo:

1. Em uma panela grande, coloque o frango inteiro, as cenouras picadas, o aipo picado, a cebola picada, o alho picado, o macarrão integral, a salsa picada, a cebolinha picada, o sal e a pimenta.
2. Cubra com água e leve para ferver.
3. Reduza o fogo e cozinhe por cerca de 1 hora, ou até que o frango esteja cozido e o macarrão esteja macio.
4. Retire o frango da panela e desfie a carne.
5. Volte a carne desfiada para a panela e misture bem.
6. Sirva quente.

Dicas:

- Você pode usar outros tipos de macarrão, como macarrão de arroz ou macarrão de quinoa.
- Você pode temperar a sopa com outros temperos de sua preferência, como páprica, ervas frescas ou especiarias.
- A sopa de frango com macarrão integral pode ser armazenada em um recipiente hermético na geladeira por até 3 dias.

Tempo de Preparo: 1 hora e 15 minutos

Rendimento: 6 porções

Informação Nutricional (por porção):

- Calorias: 300
- Carboidratos: 30g
- Proteínas: 20g
- Gorduras: 10g

Experimente esta receita deliciosa e nutritiva para uma refeição quente e reconfortante!

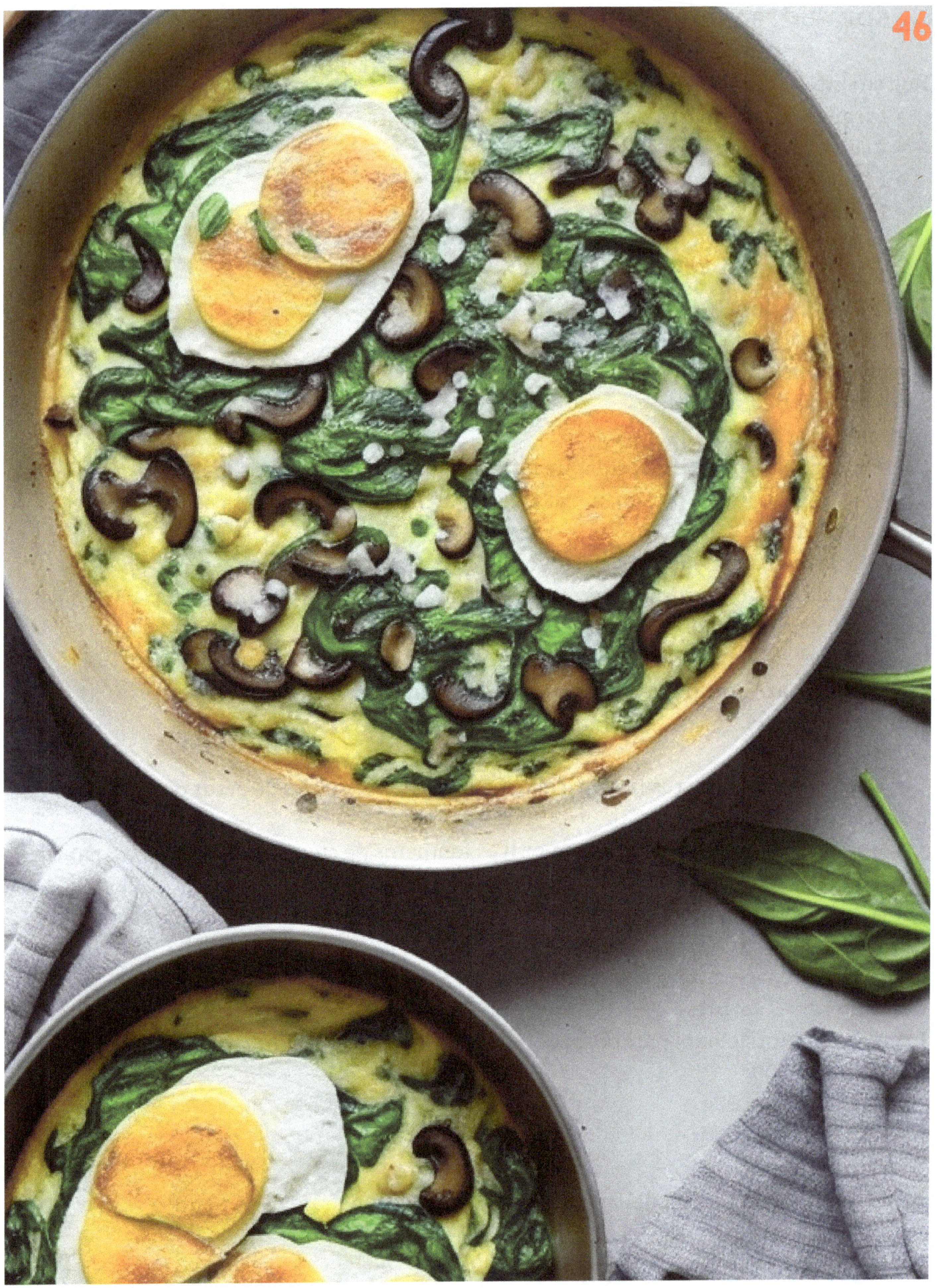

OMELETE DE COGUMELOS E ESPINAFRE: UMA OPÇÃO DELICIOSA E NUTRITIVA PARA O CAFÉ DA MANHÃ

Ingredientes:

- 2 ovos
- 1/4 xícara de leite
- 1/4 colher de chá de sal
- 1/4 colher de chá de pimenta do reino
- 1 colher de sopa de azeite extra virgem
- 1/2 xícara de cogumelos fatiados
- 1/2 xícara de espinafre picado
- 1/4 xícara de queijo mussarela ralado (opcional)

Modo de Preparo:

1. Em uma tigela, misture os ovos, o leite, o sal e a pimenta do reino.
2. Aqueça o azeite extra virgem em uma frigideira antiaderente em fogo médio.
3. Adicione os cogumelos fatiados e refogue por cerca de 2 minutos, ou até ficarem macios.
4. Adicione o espinafre picado e refogue por mais 1 minuto, ou até murchar.
5. Despeje a mistura de ovos na frigideira e cozinhe por cerca de 2 minutos, ou até que a parte inferior esteja firme.
6. Dobre a omelete ao meio e cozinhe por mais 1 minuto, ou até que esteja cozida.
7. Polvilhe com queijo mussarela ralado (opcional) e sirva imediatamente.

Dicas:

- Você pode usar outros tipos de cogumelos, como cogumelos portobello ou cogumelos shiitake.
- Você pode adicionar outros ingredientes à omelete, como tomate picado, cebola picada ou pimentão picado.
- Se você não tiver queijo mussarela ralado, pode usar outro tipo de queijo, como queijo cheddar ralado ou queijo parmesão ralado.
- A omelete de cogumelos e espinafre pode ser armazenada em um recipiente hermético na geladeira por até 2 dias.

Tempo de Preparo: 10 minutos

Rendimento: 1 porção

Informação Nutricional (por porção):

- Calorias: 200
- Carboidratos: 5g
- Proteínas: 15g
- Gorduras: 10g

Experimente esta receita deliciosa e nutritiva para um café da manhã rápido e fácil!

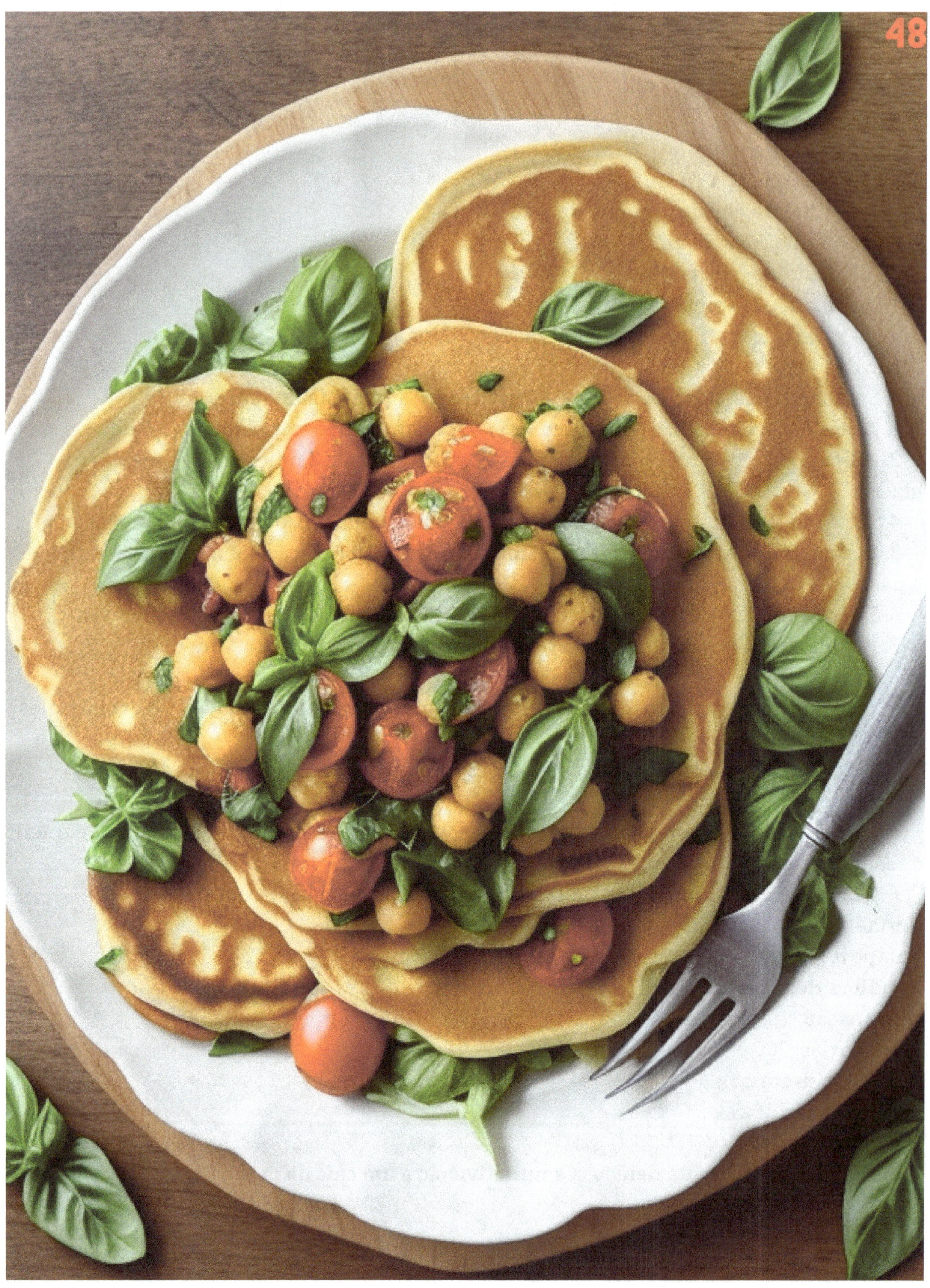

SALADA DE QUINOA COM FRANGO GRELHADO E LEGUMES: UMA REFEIÇÃO LEVE E COMPLETA

Ingredientes:

- 1 xícara de quinoa em grãos
- 2 xícaras de água
- 1/2 xícara de frango grelhado desfiado
- 1/2 xícara de cenoura ralada
- 1/2 xícara de tomate picado
- 1/4 xícara de cebola roxa picada
- 1/4 xícara de azeite extra virgem
- 2 colheres de sopa de vinagre balsâmico
- Sal e pimenta a gosto
- 1/4 xícara de salsa picada (opcional)

Modo de Preparo:

1. Lave a quinoa em água corrente até a água ficar clara.
2. Em uma panela média, coloque a quinoa e a água.
3. Leve para ferver, reduza o fogo e cozinhe por cerca de 15 minutos, ou até que a quinoa esteja cozida.
4. Escorra a quinoa e deixe esfriar.
5. Em uma tigela grande, misture a quinoa cozida, o frango grelhado desfiado, a cenoura ralada, o tomate picado, a cebola roxa picada, o azeite extra virgem, o vinagre balsâmico, o sal e a pimenta.
6. Misture bem e sirva.

Dicas:

- Você pode usar outros tipos de legumes, como pepino picado, abobrinha picada ou pimentão picado.
- Você pode temperar a salada com outros temperos de sua preferência, como ervas frescas ou especiarias.
- A salada de quinoa com frango grelhado e legumes pode ser armazenada em um recipiente hermético na geladeira por até 3 dias.

Tempo de Preparo: 30 minutos

Rendimento: 4 porções

Informação Nutricional (por porção):

- Calorias: 350
- Carboidratos: 40g
- Proteínas: 25g
- Gorduras: 15g

Experimente esta receita deliciosa e nutritiva para uma refeição leve e completa!

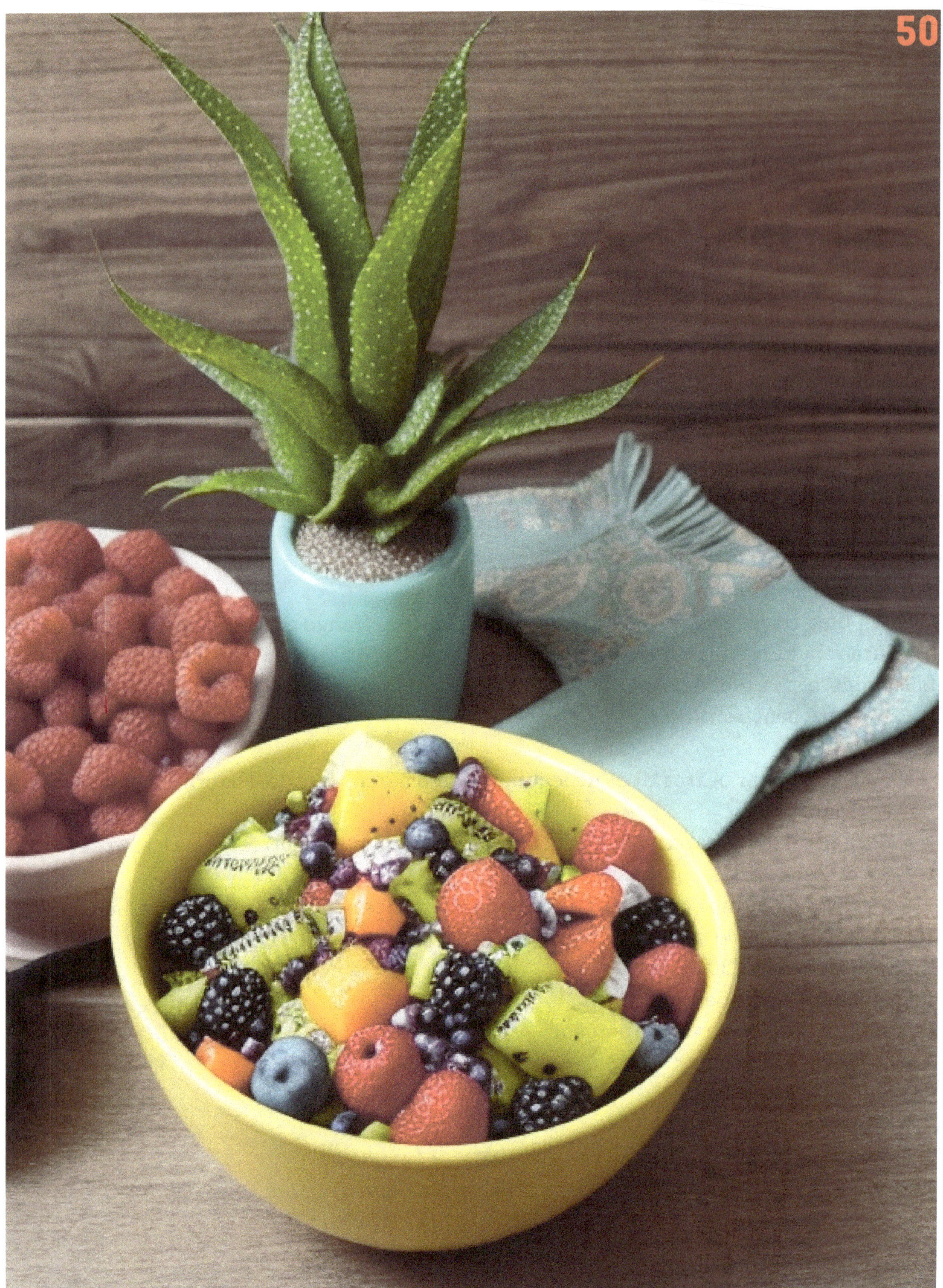

Ingredientes:

- 2 xícaras de frutas variadas picadas (morango, banana, maçã, uva, etc.)
- 1 colher de sopa de chia
- 1 colher de sopa de mel
- 1/2 xícara de iogurte natural (opcional)

Modo de Preparo:

1. Em uma tigela, misture as frutas picadas, a chia, o mel e o iogurte natural (se usar).
2. Misture bem e sirva.

Dicas:

- Você pode usar outras frutas de sua preferência.
- Você pode ajustar a quantidade de mel de acordo com o seu gosto.
- A salada de frutas com chia e mel pode ser armazenada em um recipiente hermético na geladeira por até 2 dias.

Tempo de Preparo: 10 minutos

Rendimento: 4 porções

Informação Nutricional (por porção):

- Calorias: 150
- Carboidratos: 25g
- Proteínas: 2g
- Gorduras: 5g

Experimente esta receita deliciosa e nutritiva para uma sobremesa refrescante e saudável!

Benefícios:

- As frutas são ricas em vitaminas, minerais e fibras.
- A chia é rica em ácidos graxos ômega-3, fibras e proteínas.
- O mel é um adoçante natural rico em vitaminas e minerais.

Esta receita é uma ótima maneira de aumentar sua ingestão de vitaminas, minerais, fibras e ácidos graxos ômega-3.

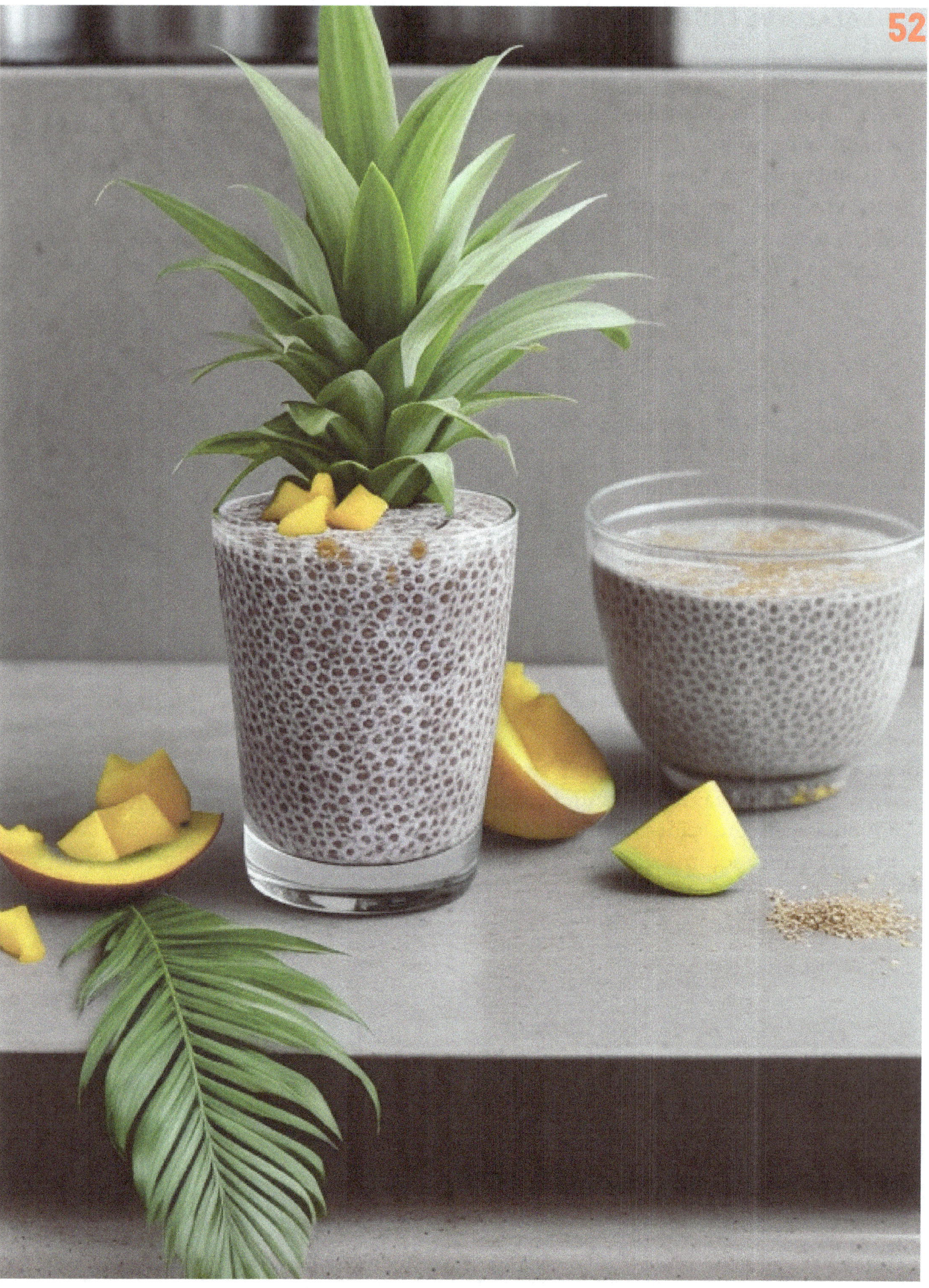

Ingredientes:
- Para a base:
  - 200 ml de leite de coco
  - 3 colheres (sopa) de sementes de chia
  - 3 colheres (sopa) de coco ralado
  - 3 colheres (sopa) de mel, agave, açúcar demerara ou mascavo
  - ½ colher (chá) de extrato de baunilha
- Para a cobertura:
  - 1 manga madura
  - ½ xícara de leite de coco
  - 1 colher (sopa) de mel, agave, açúcar demerara ou mascavo (opcional)
  - 1 colher (chá) de extrato de baunilha (opcional)

Modo de Preparo:

1. Base:
- Em uma tigela, misture o leite de coco, as sementes de chia, o coco ralado, o adoçante e a baunilha.
  - Mexa bem até que todos os ingredientes estejam completamente misturados.
  - Despeje a mistura em um recipiente individual ou em uma forma grande.
  - Leve à geladeira por pelo menos 2 horas, ou até que a base esteja firme.

2. Cobertura:
- Em um liquidificador, bata a manga picada, o leite de coco, o adoçante (se usar) e a baunilha (se usar) até obter um creme homogêneo.
  - Retire a base da geladeira e cubra com o creme de manga.
  - Leve à geladeira por mais 1 hora, ou até que a cobertura esteja firme.

3. Sirva:
  - Decore com coco ralado e sirva gelado.

Tempo de Preparo: 3 horas

Rendimento: 4 porções

Informação Nutricional (por porção):
- Calorias: 250
- Carboidratos: 25g
- Proteínas: 5g
- Gorduras: 15g

Experimente esta receita deliciosa e nutritiva para uma sobremesa refrescante e saudável!

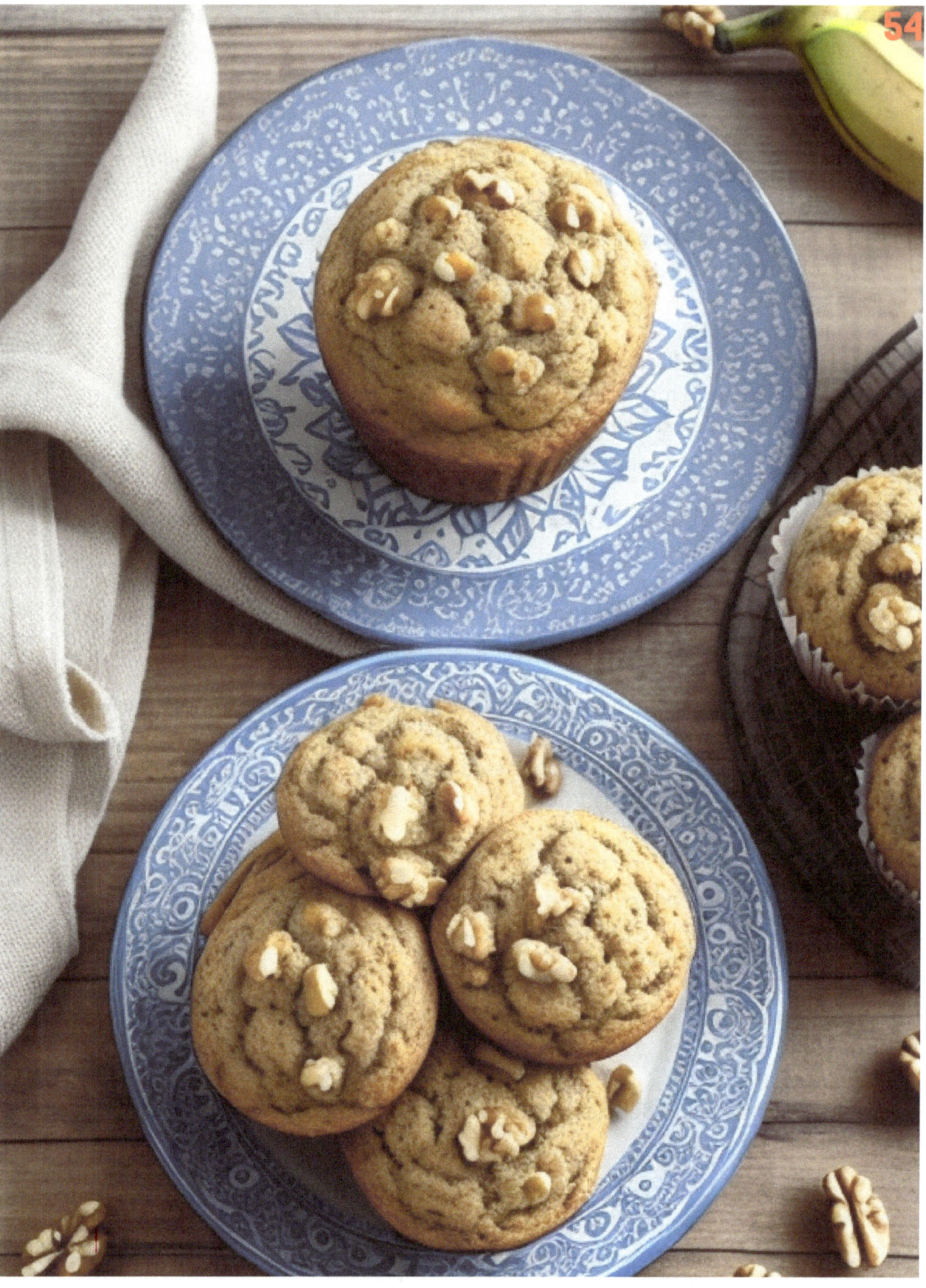

MUFFIN DE BANANA INTEGRAL COM NOZES: UM LANCHE SAUDÁVEL E DELICIOSO

Ingredientes:

- 2 bananas maduras amassadas
- 1 xícara de farinha de trigo integral
- 1/2 xícara de açúcar mascavo
- 1/4 xícara de óleo vegetal
- 1 ovo
- 1 colher de chá de extrato de baunilha
- 1/2 colher de chá de bicarbonato de sódio
- 1/2 colher de chá de fermento em pó
- 1/4 colher de chá de sal
- 1/2 xícara de nozes picadas

Modo de Preparo:

1. Pré-aqueça o forno a 180 graus Celsius. Forre uma forma de muffin com forminhas de papel.
2. Em uma tigela grande, misture as bananas amassadas, a farinha de trigo integral, o açúcar mascavo, o óleo vegetal, o ovo, o extrato de baunilha, o bicarbonato de sódio, o fermento em pó e o sal até obter uma massa homogênea.
3. Adicione as nozes picadas e misture delicadamente.
4. Divida a massa uniformemente entre as forminhas de papel.
5. Asse por cerca de 20-25 minutos, ou até que um palito inserido no centro de um muffin saia limpo.
6. Deixe esfriar completamente antes de servir.

Dicas:

- Você pode usar outras frutas secas, como passas ou cranberries, no lugar das nozes.
- Você pode adicionar 1/2 xícara de chocolate amargo picado à massa.
- Você pode substituir o açúcar mascavo por mel ou agave.
- Os muffins de banana integral com nozes podem ser armazenados em um recipiente hermético na geladeira por até 3 dias.

Tempo de Preparo: 30 minutos

Rendimento: 12 muffins

Informação Nutricional (por muffin):

- Calorias: 200
- Carboidratos: 25g
- Proteínas: 5g
- Gorduras: 10g

Experimente esta receita deliciosa e nutritiva para um lanche saudável e saboroso!

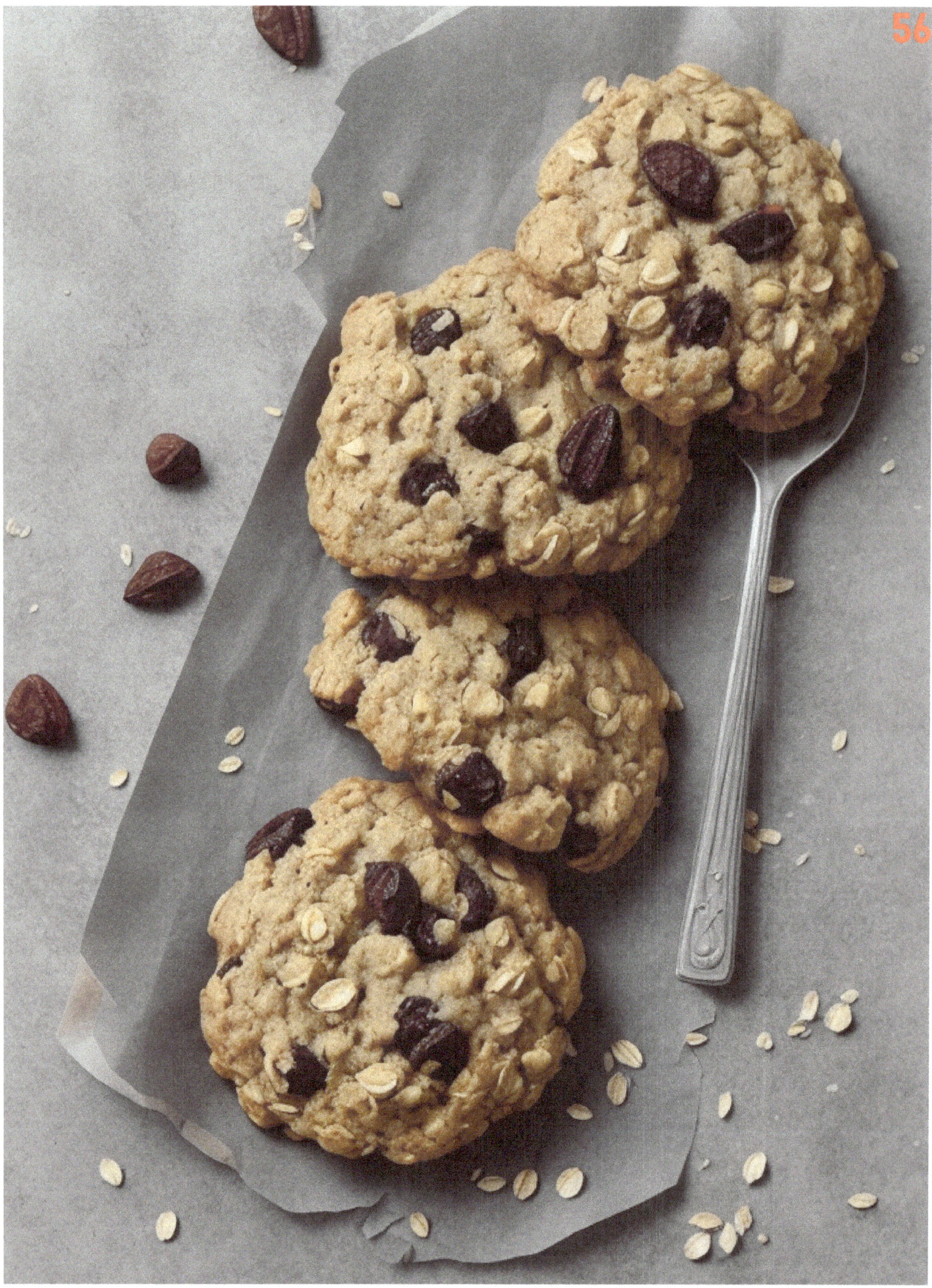

BISCOITOS DE AVEIA COM PASSAS E CANELA: UM LANCHE SAUDÁVEL E CROCANTE

Ingredientes:

- 1 xícara de farinha de trigo integral
- 1 xícara de aveia em flocos
- 1/2 xícara de açúcar mascavo
- 1/4 xícara de óleo vegetal
- 1 ovo
- 1 colher de chá de extrato de baunilha
- 1/2 colher de chá de bicarbonato de sódio
- 1/2 colher de chá de canela em pó
- 1/4 colher de chá de sal
- 1/2 xícara de passas

Modo de Preparo:

1. Pré-aqueça o forno a 180 graus Celsius. Forre uma assadeira com papel manteiga.
2. Em uma tigela grande, misture a farinha de trigo integral, a aveia em flocos, o açúcar mascavo, o óleo vegetal, o ovo, o extrato de baunilha, o bicarbonato de sódio, a canela em pó e o sal até obter uma massa homogênea.
3. Adicione as passas e misture delicadamente.
4. Molde a massa em bolas de cerca de 2 cm de diâmetro e coloque-as na assadeira preparada.
5. Achatem as bolas com a palma da mão para formar os biscoitos.
6. Asse por cerca de 15-20 minutos, ou até que os biscoitos estejam dourados.
7. Deixe esfriar completamente antes de servir.

Dicas:

- Você pode usar outros tipos de frutas secas, como cranberries ou damasco seco, no lugar das passas.
- Você pode adicionar 1/2 xícara de nozes picadas à massa.
- Você pode substituir o açúcar mascavo por mel ou agave.
- Os biscoitos de aveia com passas e canela podem ser armazenados em um recipiente hermético em temperatura ambiente por até 5 dias.

Tempo de Preparo: 30 minutos

Rendimento: 24 biscoitos

Informação Nutricional (por biscoito):

- Calorias: 100
- Carboidratos: 15g
- Proteínas: 3g
- Gorduras: 5g

Experimente esta receita deliciosa e nutritiva para um lanche saudável e crocante!

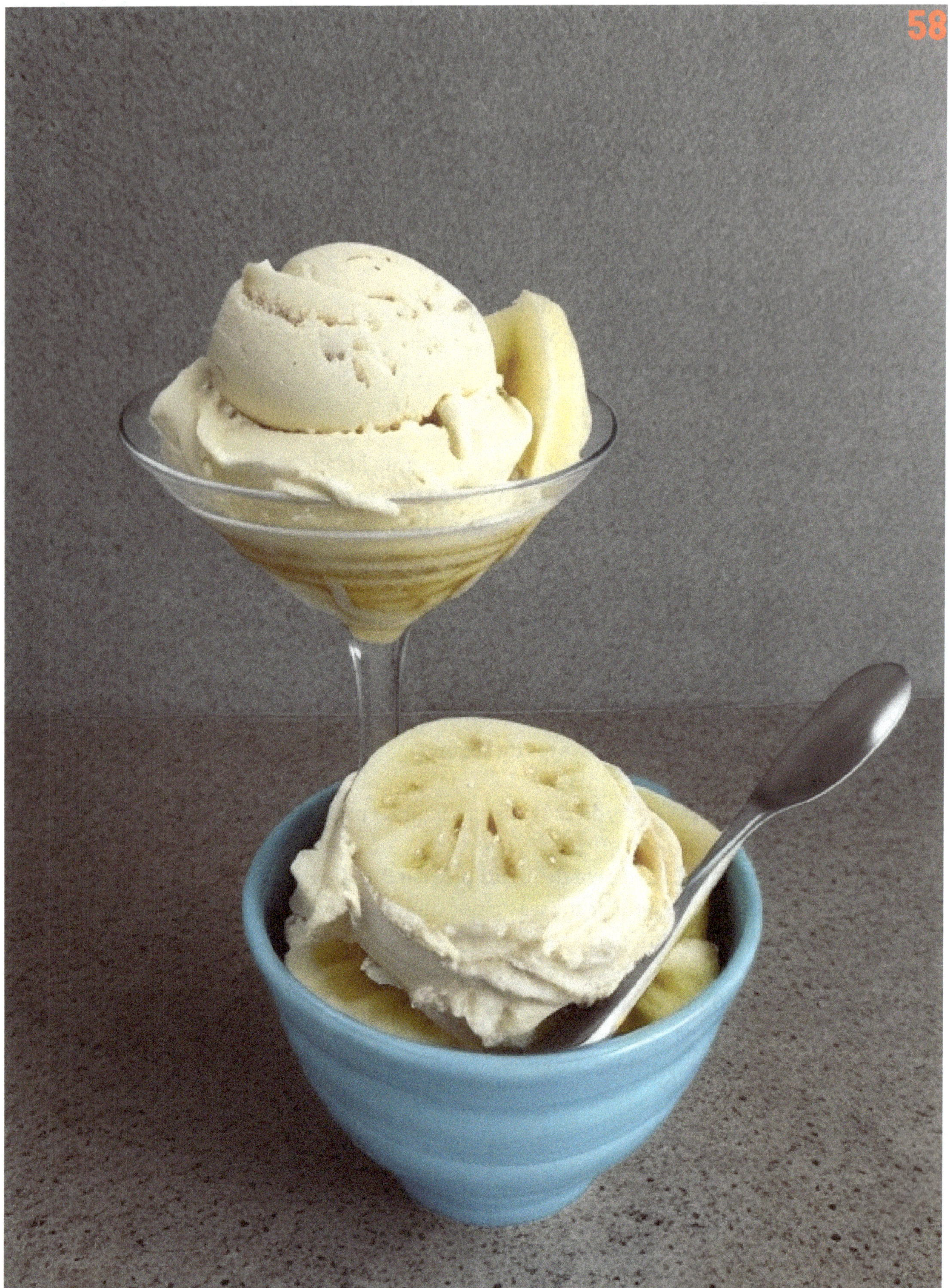

SORVETE DE BANANA CASEIRO: UMA SOBREMESA REFRESCANTE E DELICIOSA

Ingredientes:
- 4 bananas maduras congeladas
- 1/2 xícara de leite (pode ser vegetal)
- 1/4 xícara de creme de leite fresco (opcional)
- 2 colheres de sopa de mel, agave ou açúcar (opcional)
- 1/2 colher de chá de extrato de baunilha (opcional)

Modo de Preparo:
1. Corte as bananas em rodelas e congele por pelo menos 2 horas.
2. Retire as bananas do freezer e deixe descansar por 5 minutos.
3. No liquidificador, bata as bananas congeladas, o leite, o creme de leite fresco (se usar), o mel, agave ou açúcar (se usar) e o extrato de baunilha (se usar) até obter um creme homogêneo.
4. Se desejar uma textura mais cremosa, bata o sorvete por mais alguns minutos ou adicione um pouco mais de leite.
5. Transfira o sorvete para um recipiente hermético e leve ao freezer por pelo menos 4 horas antes de servir.

Dicas:
- Você pode adicionar outros ingredientes ao sorvete, como frutas frescas, chocolate picado, nozes ou granola.
- Se você não tiver creme de leite fresco, pode usar leite vegetal mais espesso, como leite de coco.
- Se você não tiver mel, agave ou açúcar, pode usar outro adoçante natural, como stevia.
- O sorvete de banana caseiro pode ser armazenado no freezer por até 2 meses.

Tempo de Preparo: 15 minutos

Rendimento: 4 porções

Informação Nutricional (por porção):
- Calorias: 150
- Carboidratos: 25g
- Proteínas: 2g
- Gorduras: 5g

Experimente esta receita deliciosa e refrescante para um lanche ou sobremesa saudável!

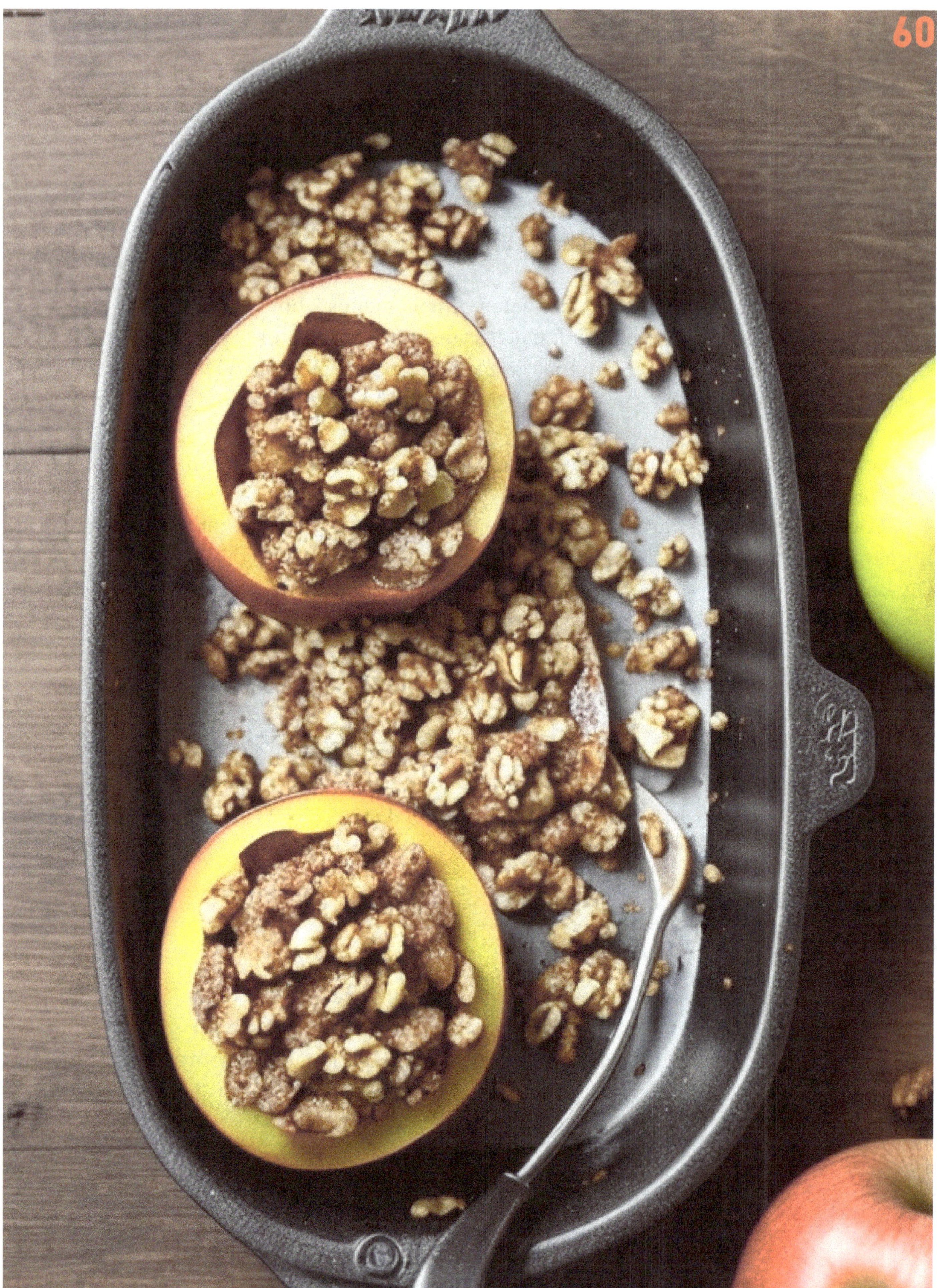

MAÇÃ ASSADA COM CANELA E NOZES: UMA SOBREMESA DELICIOSA E NUTRITIVA

Ingredientes:

- 4 maçãs médias
- 1/4 xícara de açúcar mascavo
- 1/2 colher de chá de canela em pó
- 1/4 colher de chá de noz-moscada ralada (opcional)
- 1/4 xícara de nozes picadas
- 2 colheres de sopa de manteiga
- 1/4 xícara de água

Modo de Preparo:

1. Pré-aqueça o forno a 180 graus Celsius.
2. Lave as maçãs e corte um terço do topo de cada uma.
3. Com uma faca pequena, retire o caroço das maçãs, fazendo um buraco no centro.
4. Em uma tigela pequena, misture o açúcar mascavo, a canela em pó, a noz-moscada (se usar) e as nozes picadas.
5. Preencha o buraco de cada maçã com a mistura de açúcar e nozes.
6. Coloque as maçãs em uma assadeira e adicione a manteiga e a água.
7. Cubra a assadeira com papel alumínio e leve ao forno por cerca de 40 minutos, ou até que as maçãs estejam macias.
8. Retire o papel alumínio e asse por mais 10 minutos, ou até que as maçãs estejam douradas.
9. Sirva quente com a calda que se formou na assadeira.

Dicas:

- Você pode usar outros tipos de maçãs, como Granny Smith ou Fuji.
- Você pode adicionar outras frutas secas à mistura de açúcar e nozes, como passas ou cranberries.
- Você pode substituir a manteiga por óleo vegetal.
- Você pode adicionar um pouco de mel ou agave à calda que se formou na assadeira.
- As maçãs assadas com canela e nozes podem ser armazenadas em um recipiente hermético na geladeira por até 3 dias.

Tempo de Preparo: 1 hora

Rendimento: 4 porções

Informação Nutricional (por porção):

- Calorias: 250
- Carboidratos: 35g
- Proteínas: 3g
- Gorduras: 10g

Experimente esta receita deliciosa e nutritiva para uma sobremesa saudável e saborosa!

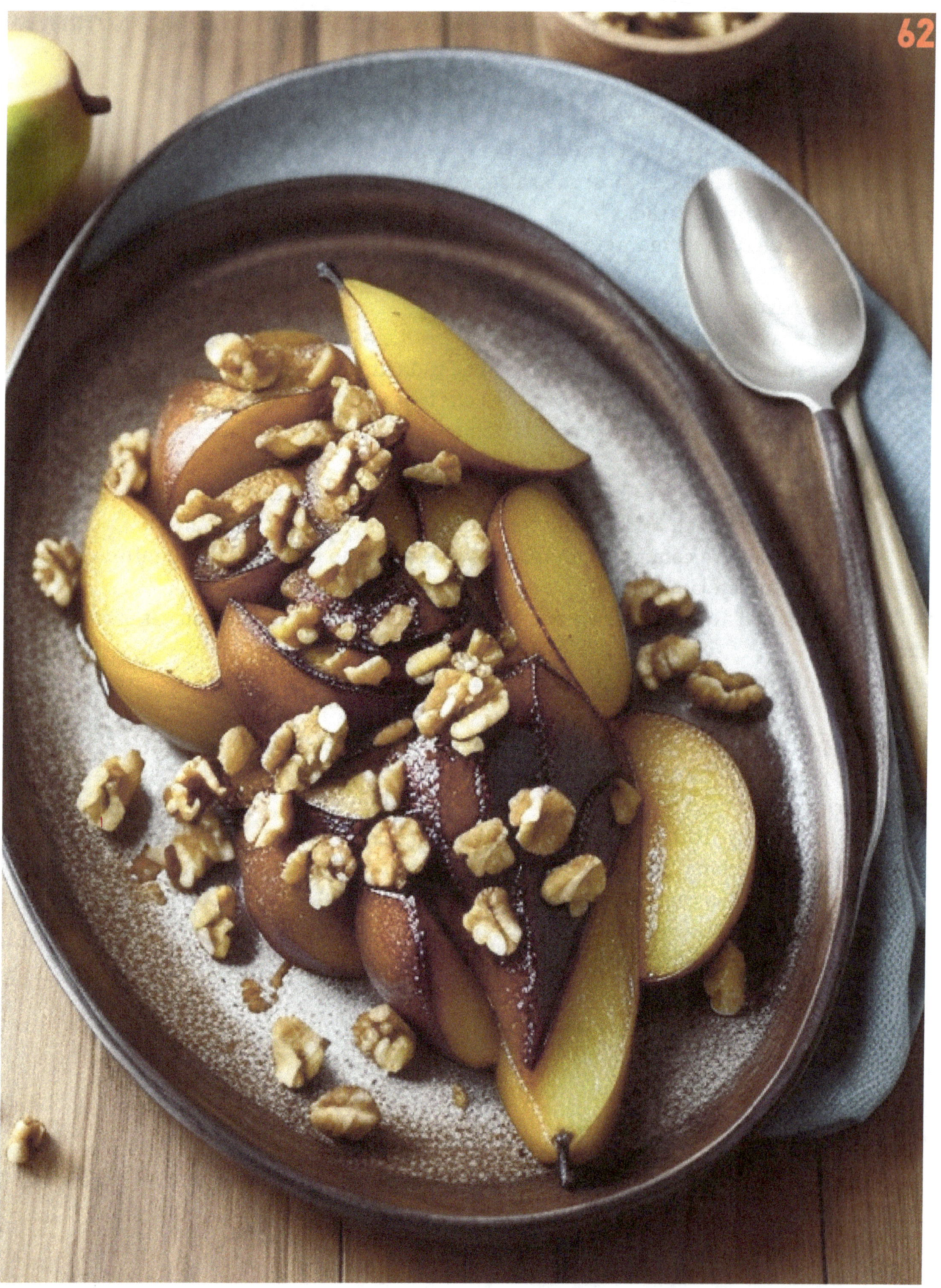

PERAS ASSADAS COM GENGIBRE E NOZES: UMA SOBREMESA DELICIOSA E AROMÁTICA

Ingredientes:

- 4 peras médias
- 1/4 xícara de açúcar mascavo
- 1/2 colher de chá de gengibre em pó
- 1/4 colher de chá de noz-moscada ralada (opcional)
- 1/4 xícara de nozes picadas
- 2 colheres de sopa de manteiga
- 1/4 xícara de água

Modo de Preparo:

1. Pré-aqueça o forno a 180 graus Celsius.
2. Lave as peras e corte um terço do topo de cada uma.
3. Com uma faca pequena, retire o caroço das peras, fazendo um buraco no centro.
4. Em uma tigela pequena, misture o açúcar mascavo, o gengibre em pó, a noz-moscada (se usar) e as nozes picadas.
5. Preencha o buraco de cada pera com a mistura de açúcar e nozes.
6. Coloque as peras em uma assadeira e adicione a manteiga e a água.
7. Cubra a assadeira com papel alumínio e leve ao forno por cerca de 40 minutos, ou até que as peras estejam macias.
8. Retire o papel alumínio e asse por mais 10 minutos, ou até que as peras estejam douradas.
9. Sirva quente com a calda que se formou na assadeira.

Dicas:

- Você pode usar outros tipos de peras, como Anjou ou Bosc.
- Você pode adicionar outras frutas secas à mistura de açúcar e nozes, como passas ou cranberries.
- Você pode substituir a manteiga por óleo vegetal.
- Você pode adicionar um pouco de mel ou agave à calda que se formou na assadeira.
- As peras assadas com gengibre e nozes podem ser armazenadas em um recipiente hermético na geladeira por até 3 dias.

Tempo de Preparo: 1 hora

Rendimento: 4 porções

Informação Nutricional (por porção):

- Calorias: 250
- Carboidratos: 35g
- Proteínas: 3g
- Gorduras: 10g

Experimente esta receita deliciosa e aromática para uma sobremesa saudável e saborosa!

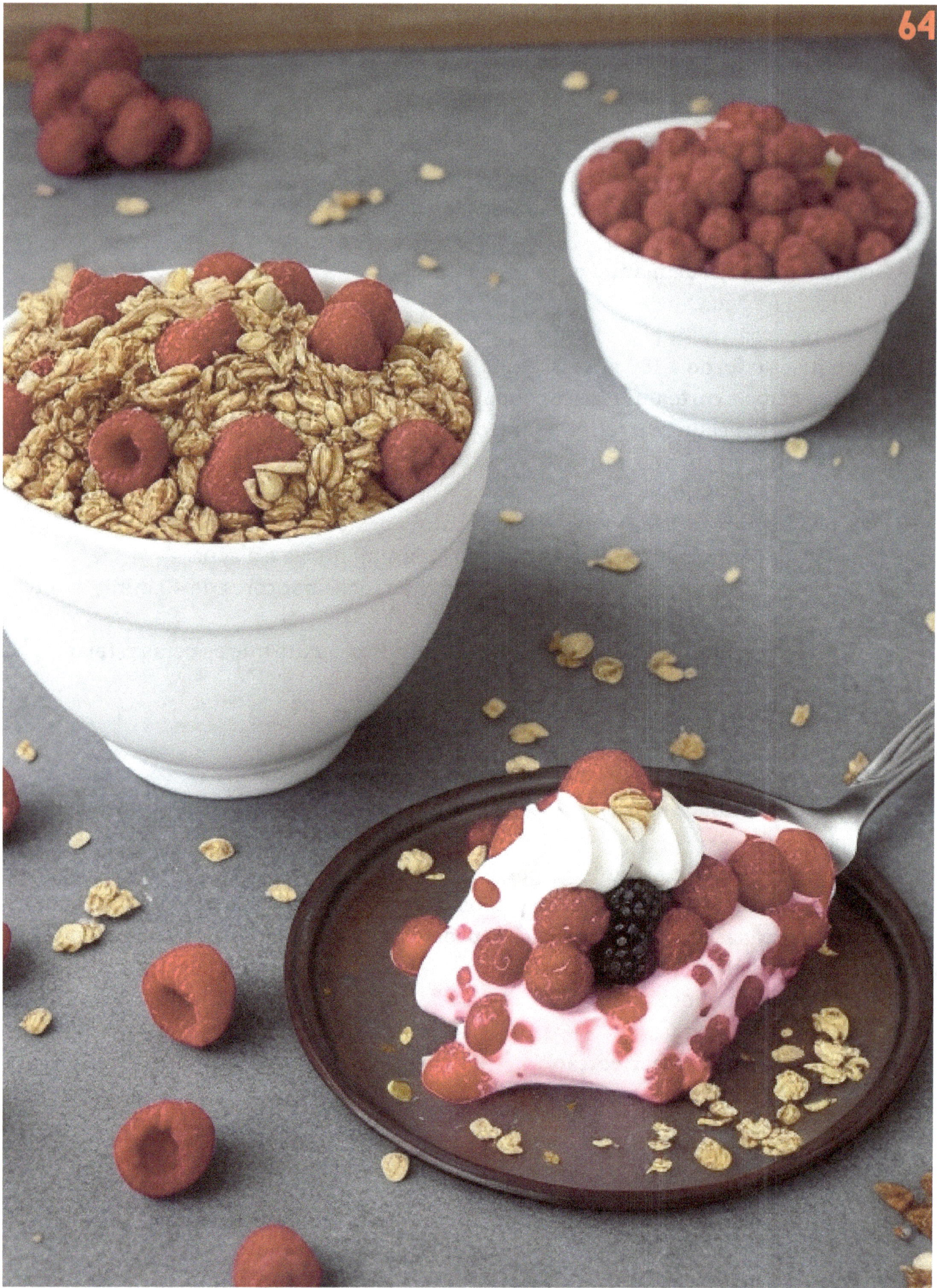

CASQUINHA DE IOGURTE CONGELADO COM FRUTAS VERMELHAS E GRANOLA: UMA SOBREMESA REFRESCANTE E NUTRITIVA

Ingredientes:
- 2 casquinhas de sorvete (sem sabor)
- 1 xícara de iogurte grego natural
- 1/4 xícara de frutas vermelhas (morangos, framboesas, mirtilos, etc.)
- 1/4 xícara de granola
- 1 colher de sopa de mel ou agave (opcional)

Modo de Preparo:
1. Espalhe o iogurte grego nas casquinhas de sorvete.
2. Adicione as frutas vermelhas e a granola por cima.
3. Regue com mel ou agave (se usar).
4. Leve ao freezer por pelo menos 4 horas, ou até que esteja congelado.
5. Sirva imediatamente e aproveite!

Dicas:
- Você pode usar outros tipos de iogurte, como iogurte natural ou iogurte light.
- Você pode usar outras frutas vermelhas, como amoras ou cerejas.
- Você pode adicionar outros ingredientes à sua casquinha, como nozes picadas ou chocolate em pó.
- Se você não tiver mel ou agave, você pode usar outro adoçante natural, como stevia.
- As casquinhas de iogurte congelado com frutas vermelhas e granola podem ser armazenadas no freezer por até 2 meses.

Tempo de Preparo: 15 minutos

Rendimento: 2 porções

Informação Nutricional (por porção):
- Calorias: 200
- Carboidratos: 25g
- Proteínas: 10g
- Gorduras: 5g

Experimente esta receita deliciosa e refrescante para uma sobremesa saudável e saborosa!

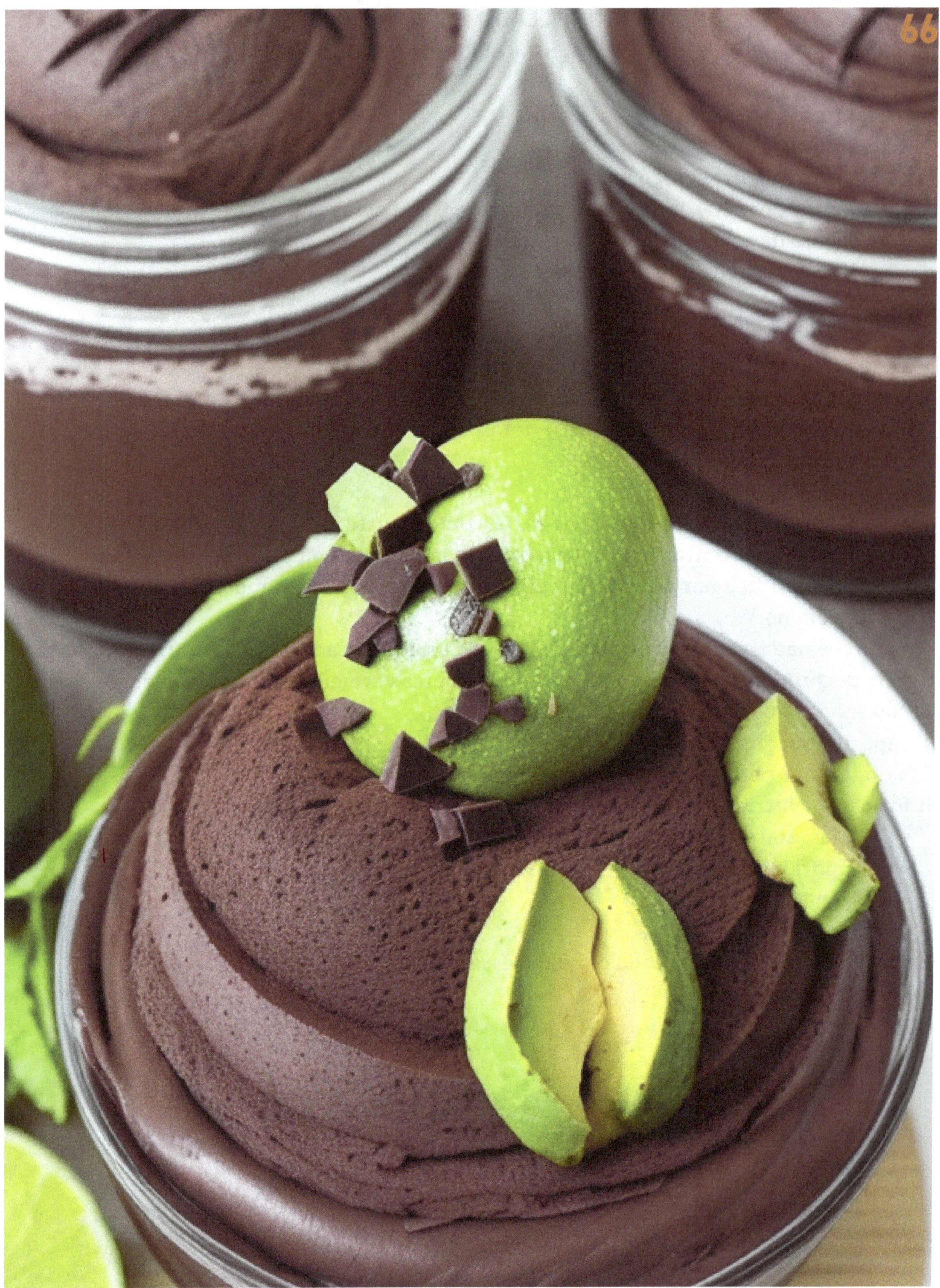

MOUSSE DE CHOCOLATE AMARGO COM ABACATE: UMA SOBREMESA DELICIOSA E SAUDÁVEL

Ingredientes:

- 1 abacate maduro
- 200g de chocolate amargo derretido
- 1/4 xícara (de chá) de cacau em pó sem açúcar
- 1/3 xícara (de chá) de leite de coco
- 1/3 xícara (de chá) de melado de cana
- 1 pitada de canela em pó (opcional)

Modo de Preparo:

1. Em um liquidificador, bata o abacate, o chocolate amargo derretido, o cacau em pó, o leite de coco, o melado de cana e a canela em pó (se usar) até obter um creme homogêneo.

2. Distribua a mousse em taças ou copinhos e leve à geladeira por pelo menos 2 horas para firmar.

3. Decore com raspas de chocolate amargo, nibs de cacau ou frutas vermelhas (opcional).

4. Sirva gelada e aproveite!

Dicas:

- Para um sabor mais intenso de chocolate, use chocolate amargo com 70% ou mais de cacau.
- Se você não tiver melado de cana, pode usar outro adoçante natural, como mel ou agave.
- Você pode substituir o leite de coco por outro leite vegetal, como leite de amêndoas ou leite de aveia.
- Para uma mousse mais cremosa, você pode adicionar um pouco de creme de leite fresco ou chantilly vegetal.
- A mousse de chocolate amargo com abacate pode ser armazenada na geladeira por até 3 dias.

Tempo de Preparo: 15 minutos

Rendimento: 4 porções

Informação Nutricional (por porção):

- Calorias: 250
- Carboidratos: 25g
- Proteínas: 5g
- Gorduras: 15g

Experimente esta receita deliciosa e saudável para uma sobremesa que vai te surpreender!

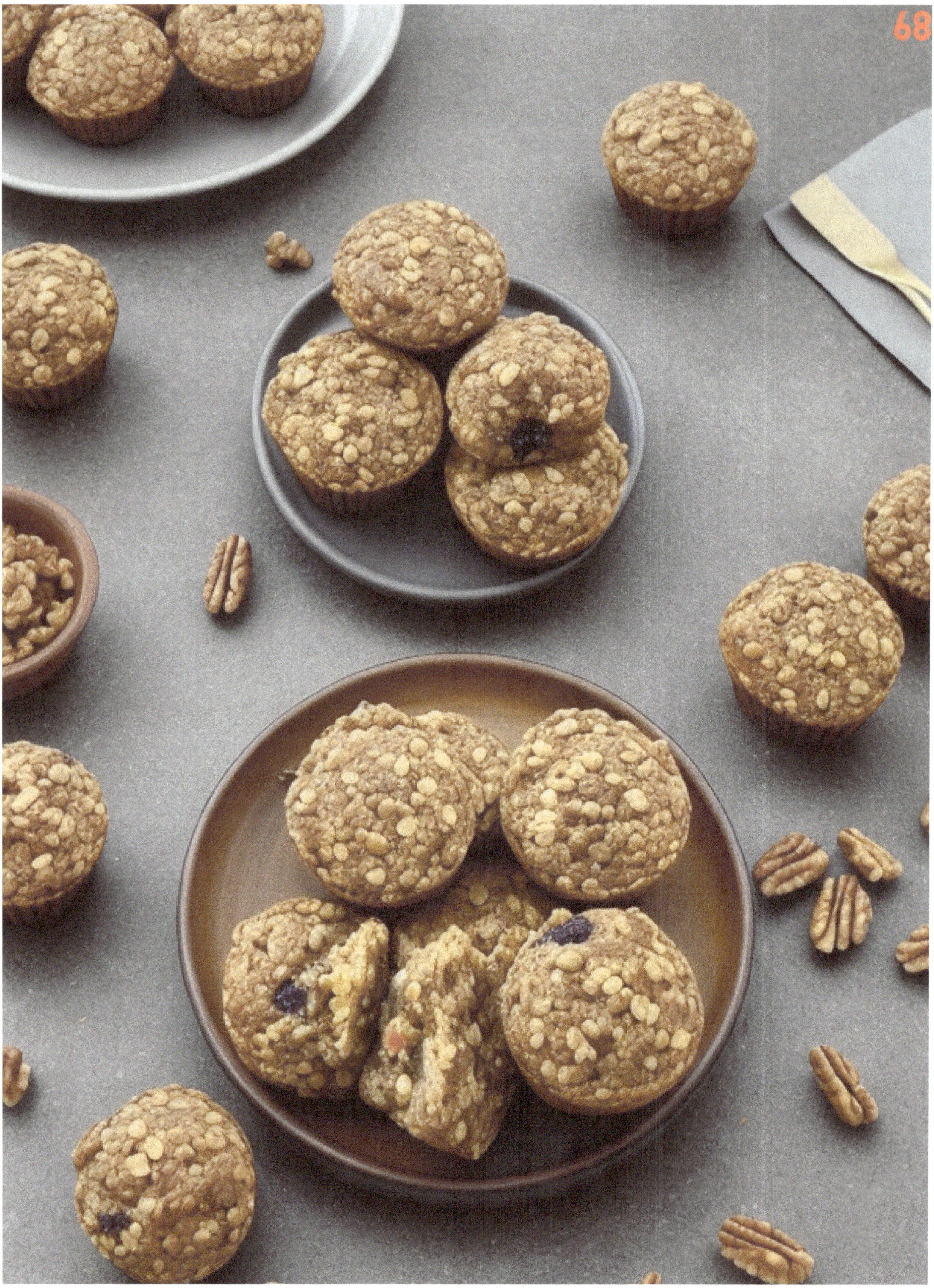

BOLINHOS ENERGÉTICOS SEM ASSAR COM TÂMARAS E NOZES: UM LANCHE DELICIOSO E NUTRITIVO

Ingredientes:
- 1 xícara (200g) de tâmaras sem caroço
- 1 xícara (120g) de nozes picadas
- 1/2 xícara (60g) de aveia em flocos
- 1/4 xícara (30g) de cacau em pó sem açúcar
- 1/4 xícara (60g) de manteiga de amendoim (ou outra manteiga de oleaginosa)
- 1/4 xícara (60ml) de leite vegetal (ou água)
- 1 pitada de sal

Modo de Preparo:

1. Em um processador de alimentos, processe as tâmaras até obter uma pasta homogênea.

2. Adicione as nozes, a aveia, o cacau em pó, a manteiga de amendoim, o leite vegetal (ou água) e o sal e processe até obter uma mistura úmida e pegajosa.

3. Com as mãos úmidas, molde a mistura em bolinhas do tamanho desejado.

4. Passe as bolinhas em coco ralado, nibs de cacau ou granola (opcional).

5. Armazene os bolinhos em um recipiente hermético na geladeira por até 2 semanas.

Dicas:
- Se as tâmaras estiverem muito secas, coloque-as de molho em água morna por 10 minutos antes de usá-las.
- Você pode usar outros tipos de nozes, como castanhas, amêndoas ou pistaches.
- Você pode substituir a aveia em flocos por farinha de aveia.
- Você pode adicionar outros ingredientes à sua mistura, como passas, cranberries ou chips de chocolate.
- Se a mistura estiver muito seca, adicione mais leite vegetal (ou água). Se estiver muito úmida, adicione mais aveia em flocos.
- Os bolinhos energéticos sem assar com tâmaras e nozes são um lanche perfeito para levar para qualquer lugar.

Tempo de Preparo: 15 minutos

Rendimento: 20 bolinhos

Informação Nutricional (por bolinho):
- Calorias: 100
- Carboidratos: 15g
- Proteínas: 5g
- Gorduras: 5g

Experimente esta receita deliciosa e nutritiva para um lanche que vai te dar energia!

Anotações

Faça suas anotações de sua melhora, ou de observações sobre as Receitas Maravilhosas ja feitas!

Observações:

- Estas são apenas sugestões, sinta-se à vontade para adaptar as receitas de acordo com o seu paladar e restrições alimentares.
- É importante consultar um médico ou nutricionista para um plano alimentar personalizado para a fibromialgia.
- Beba bastante água ao longo do dia para se manter hidratado.
- Mantenha um diário alimentar para identificar possíveis alimentos que desencadeiam seus sintomas.
- Priorize alimentos frescos e integrais, cozidos em casa sempre que possível.
- Reduza o consumo de açúcares, gorduras saturadas, alimentos processados e industrializados.

Espero que essas receitas te ajudem a ter uma alimentação saudável e saborosa para o controle da fibromialgia!